50부터는

알아서 척척, 건강해지는

착한 몸은 없다

50부터는
알아서 척척, 건강해지는

착한 몸은 없다

지은이 황윤신
펴낸이 이종록   펴낸곳 스마트비즈니스
등록번호 제 313-2005-00129호   등록일 2005년 6월 18일
주소 경기도 고양시 일산동구 정발산로 24, 웨스턴돔타워 T4-414호
전화 031-907-7093   팩스 031-907-7094
이메일 smartbiz@sbpub.net
ISBN 979-11-6343-047-6   13510

초판 1쇄 발행 2023년 1월 5일

※ 이 도서는 한국출판문화산업진흥원의 '2022년 중소출판사 출판콘텐츠 창작 지원 사업'의
   일환으로 국민체육진흥기금을 지원받아 제작되었습니다.

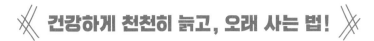

건강하게 천천히 늙고, 오래 사는 법!

50부터는
알아서 척척, 건강해지는
착한 몸은 없다

· 황윤신 지음 ·

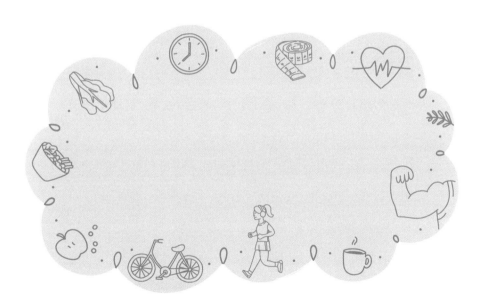

Sb
smart business

당신이 아프면,
당신의 인생도 아픕니다!

"삶은 고통이다."

이 말에 공감하는 당신은, 지금 삶의 어느 지점에 와 있나요? 사람마다 고통에 대한 생각은 다릅니다. 그 고통이 어떤 이에게는 마음의 아픔일 수 있고, 몸의 통증일 수도 있지요. 그리고 강도의 정도에서도 차이를 보입니다. 어떤 이는 생채기 하나에도 울고불고하지만, 극한의 통증 앞에서도 의연한 모습을 보이는 사람도 있지요.

그런 점에서 아프다는 것은 주관적입니다. 아무리 타인과 공유하려고 해도 완전히 전달할 수 없지요. 그러다 보니 통증은 객관적이면서도 꽤 주관적이지요.

한의사로 환자를 치료하면서, 그분들의 고통에 대해서 함께 공감해주려고 노력하지만 생각처럼 쉽지 않습니다. 특히 나이가 들어 찾아오는 통증들은 제가 아직 경험하지 못한 것이 많기에, 전부를 이해한다는 것은 거짓말입니다.

하루 종일 아픈 이야기를 듣는 저는 몸의 통증이 삶의 고통과 닮아 있다고 생각합니다. 생로병사는 사람이 당연히 걸어야 할 길입니다. 생生과 사死 사이에서 일어나는 일이 노老와 병病이라면, 우리는 늙음과 통증이 우리가 걸어가야 할 길이란 걸 인정하게 됩니다.

꽤 슬프게 들리지요. 그렇지만 앞에서 언급했던 것처럼 통증은 모두에게 있어서 보편적이지만, 또 다르게 주관적이고 개인적입니다. 마치 사랑처럼 말이지요. 누구에게나 있지만 나만이 느낀 그 감정, 그 새로움과 설렘을 떠올려보면 금세 감이 오지 않나요?

사랑과 아픔, 너무나 극단적인 두 단어는 각자이지만 서로 얽히고설키면서 우리 삶에서 큰 부분을 차지하고 있습니다. 사랑과 아픔은 다른 양면인 듯 함께합니다. 그래서인지 아픔은 사랑을 내포하고 있습니다. 몸이 아플 때 마음도 같이 아프고, 우리는 그 속에서 고통을 느낍니다. 하지만 그 고통에서 벗어날 거라는 희망을 버리지 않으면, 고통의 터널을 지나고 우리는 무한한 감사와 행복을 느끼게 됩니다.

몸의 통증은 삶을 아프게 하지만, 삶의 유한성과 소중함을 알려 주는 귀중한 역할을 합니다. 마음의 통증은 내가 소중히 여기는 것이 무엇인지를 깨닫게 하지요. 우리는 다시 통증에 대해서 새롭게 이야기해야 합니다.

인생에서 우리 힘으로 완벽하게 조정할 수 있는 단 한 가지, 그것은 태도입니다. 어떤 일이 벌어졌을 때, 그것을 받아들이는 태도만큼은 스스로 장악하고 마음대로 조정할 수 있지요. 따라서 우리에게 '무슨 일이 일어났느냐'보다 중요한 게, 그것을 어떻게 받아들이고 처리하느냐'입니다. 통증도 마찬가지입니다. 통증에 반응하고 대처하는 태도는 우리가 스스로 결정할 수 있습니다.

통증은 신호입니다. 내 몸과 마음이 보내는 신호지요. 나에게 나를 알아달라고 반응하는 일입니다. 몸에 관심을 가져달라고, 아껴달라고, 지금 몸이 아프다고 말이지요. 마치 장님 코끼리 더듬듯 하나하나 차분하게 알아 가야 합니다.

'나'라는 존재에 대한 애정 없이는, 이 통증을 잘 이겨낼 수 없습니다. 이겨내기는커녕 이해할 수도 없지요. '왜 나만 이렇게 아프지?' '왜 갑자기 이러지?' '이렇게 아플 바엔 차라리……'라는 생각이 들 때도 있지요. 아프다는 사실이 우리를 괴롭고 힘들게 합니다. 그렇다면 이제 우리는 아픈 몸과 마음에 대해 허심탄회하게 이야기를 나눠야 합니다.

통증이 통증으로만 남는다면 삶은 무한한 고통일 겁니다. 그렇지만 통증을 이겨내고 다시 건강한 몸과 마음을 찾는다면, 우리의 삶은 무한한 감사와 행복으로 가득 차겠지요.

어디가 좀 불편해도 산다는 것은 '조금씩 불편한 것'이라고 생각하는 데에 우리는 이골이 나 있습니다. 사는 것은 참는 것이라고 생각합니다. 참지 않으면 자발스럽다고 생각하고, 방정맞다고 생각하는 것에 버릇이 들어 있습니다.

이제 그러지 마세요. 산다는 것은 '조금씩 불편한 것'이 절대 아닙니다. 살아 있는 시간이 편하고 즐거워야 하고, 보람 있어야 하지요. 이제 몸부터 챙기세요. 알아서 척척, 그냥 건강해지는 착한 몸은 없습니다.

그러니 이 책을 통해, 당신과 함께 몸과 마음을 아프게 하는 통증이라는 신호를 알아보는 여행을 시작할까 합니다. 그리고 이 통증들 속에서 나의 어떤 것을 알아줘야 하는지, 앞으로 어떻게 해야 벗어날 수 있는지를 찾아볼 겁니다. 그리고 나를 다독이면서 잘 사는 방법까지도 함께 탐구해볼 거예요.

이 책을 읽으면서, 마음과 몸의 아픔을 이겨낼 수 있는 힘을 얻어 가기를 기원하겠습니다.

〈〈 PART 2 ‖ 나 잘 먹이고, 잘 싸는 법 〉〉

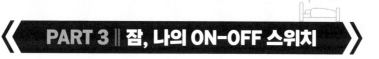

PART 3 ‖ 잠, 나의 ON-OFF 스위치

〈〈 PART 4 ‖ 나 탐구생활 〉〉

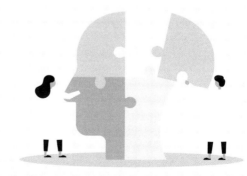

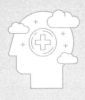

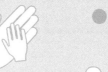

PART 1

몸이 나에게
말을 걸다

내 맘대로 되지 않는 것이 어디 마음뿐일까요? 나이가 들수록 몸도 예전처럼, 내 맘처럼 움직여 주지 않습니다. 우리는 몸이라는 물리적 한계 속에서 생활할 수밖에 없기에, 건강했던 때를 그리워하게 되지요. 그래서 흔하게 하는 말이 "왕년엔 말이야."입니다.

'왕년往年'은 내가 한창 잘나가던 시절의 이야기지요. 지금 생각해도 그때의 내가 멋있었단 걸, 그때는 몰랐지만 지금은 알겠다는 의미를 내포하고 있습니다.

"왕년엔 나도 배에 왕王자 있었어."

"예전엔 마라톤을 완주하곤 했는데."

"한창땐 눈 덮인 한라산을 단숨에 올랐지."

이런 말들을 듣다 보면 "지금의 나는……."이라는 말이 뒤에 함축된 듯합니다. "지금의 나는 못하지만, 그래도 예전에 나는 이러이러했다."라는 말은 지금의 내가 정상이 아니라는 말처럼 느껴져서 마음 한구석이 아립니다.

그러나 저는 이런 '왕년에~'로 시작하는 말들이 나쁘게만 느껴지진 않습니다. 이 말이 몸과의 대화를 트는 물꼬가 되거든요. 지금 내 몸이 예전과 다름을 인지하는 것, 바로 이것이 몸과 하는 첫 번째 대화입니다. 그리고 이를 통해 우리가 돌아가고자 하는 목적지를 알 수 있게 되지요.

환자를 치료하다 보면 어디까지를 치료 완료 시점으로 볼 것인지에 대한 환자와 저 사이의 입장 차이를 느끼게 됩니다. 저는 일상생활의 가능함을 목표로 한다면, 환자분은 '왕년'으로 돌아가고 싶어 하지요.

퇴행성 척추관 협착증으로 수술 날짜를 잡아 두고 저희 한의원에 오신 분이 있었습니다. 그분은 10분만 걸으면 다리가 터질 것 같이 아파, 털썩 주저앉는다고 호소했습니다. 그러나 수술을 하고 싶지 않아서, 우선 침 치료를 받겠다고 했지요.

3개월 정도 치료하면 지금보다 훨씬 걷기가 편해질 거라고 얘기하고, 치료를 시작했습니다. 그렇게 치료하면서 환자는 하루하루 호전을 보였지만, 그래도 계속 불편을 호소했습니다.

환자는 예전처럼 만 보씩 걸어 다니고, 걷는 것이 하나도 불편하지 않아야 한다고 생각했습니다. 그러나 저는 가벼운 산책이 가능하고, 무리하면 다시 통증이 생길 수 있는 상태를 치료의 완료로 보았습니다. 그 이상은 재활의 영역이니 관리가 필수였지요. 그래서 이제는 스스로 유지할 수 있도록 운동해야 한다고 당부드리고 치료를 마무리했습니다.

왕년은 갈 수 없는 과거이자, 내가 기억하는 나의 최상의 날입니다. 내가 기억하는 왕년으로 몸을 회복하려면, 내가 아팠던 기간을 뛰어넘을 정도의 노력이 필요합니다.

하지만 일상으로 돌아가는 정도라면 적은 노력으로도 충분하지요. 저는 그걸 바라고 있습니다. 당신이 왕년의 어느 날이 아니라, 몸을 지탱할 수 있고 스스로 감당할 수 있는 정도의 건강 말이에요.

왕년을 이야기할 만큼 당신이 과거의 몸에 대해서 생각해봤다면, 그만큼 건강에 대해서 관심을 갖게 되었다는 의미입니다. 그러니 이제 시작입니다. 몸이 나에게 말을 걸 때 더 늦지 않게 나를 돌봐 주는 것, 그것이 우리 이야기의 시작이 될 겁니다.

왕년의 나를 돌아보고 현재의 나를 아프지 않고, 건강하게 만드는 몸과의 대화를 시작하지요.

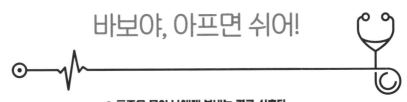

바보야, 아프면 쉬어!

● 통증은 몸이 나에게 보내는 경고 신호다.
내 몸에 관심을 가져달라고, 아껴달라고, 지금 아프다고 말이다.

초록이 지쳐 단풍이 들기 시작하는 계절이 오면 급성 요통 환자가 늘어납니다. 도대체 날씨와 무슨 상관이 있길래 갑자기 허리를 부여잡고 오는 환자들이 많아지는 걸까요?

저는 이 통증을 '김장철 요통'이라고 부릅니다. 어머님들이 아픈 이유는 '김장김치 절이다'이고, 아버님들이 아픈 이유는 '김장김치통 들다'입니다. 웃기지만 사실이 그렇습니다. 날도 춥고 쌀쌀한데 집에서 보일러를 틀지 않고 김장하시는 경우가 많습니다. 김치를 치대기에 바닥이 편하니까, 꼭 바닥에서 하지요.

한마디로 '담' 걸리기 딱 좋은 상태입니다. 그럼 다음날 허리에 손을 없고 다리를 절룩이면서 내원하지요. 그럼 저는 이제 김장철이 되었음을 실감합니다.

담은 정의 내리기가 어렵습니다. 《동의보감》〈담음문/왕은군담론〉에도 '담증은 옛날이나 지금이나 상세하지 못하다' 라고 나와 있습니다. 우리가 '근육에 담 걸렸다' 고 표현하는 부분들은 근육의 갑작스러운 경결硬結, 단단하게 굳음에 해당하는 경우가 많습니다.

단순 담의 경우에는 기저 질환이 있지 않다면, 치료가 그리 오래 걸리지 않습니다. 그렇게 첫 치료를 마치면 환자분들이 '찜질은 어떤 게 좋은지? 자세는? 운동은 뭘 해야 좋은지?' 등을 묻습니다. 환자분의 상태에 맞춰 이런저런 팁을 주면서도 질환에 상관없이 똑같이 권하는 처방이 있습니다. "좀 쉬세요." 라고 말이지요.

> 그 사건은 어느 날 아침에 일어났다. 잠에서 깨어난 그레고리는 자신이 침대 속에서 흉측한 벌레로 변한 것을 발견했다.

〈변신〉이라는 소설의 첫 부분입니다. 자고 일어나보니 내가 벌레가 되어 있다니, 얼마나 황당하겠어요. 또 얼마나 자신이 낯설겠어요? 혹시 이런 느낌을 받은 적 있나요? 어느 날 갑자기 몸이 '낯설다' 고 느낀 적은요?

저는 있습니다. 아침에 일어났는데 엉덩이가 찌릿하면서 갑자기 건

기가 힘들었습니다. '어? 내가 왜 이러나!' 너무 당황스러웠습니다. 정말 그 순간은 제가 한의사여서 천만다행이었습니다. 증상이 좌골신경통이라고 생각되어, 바로 침 치료를 했거든요.

침 치료를 하고 다시 일어서 봤습니다. 침을 놓기 전보다 훨씬 괜찮았습니다. 그 일이 있는 이후로 한동안은 계속 침 치료를 했습니다. 다행히도 지금은 증상이 없습니다. 그러나 그때의 기억은 아직도 잊히질 않습니다.

어제까지 몸에 아무 문제없었는데 갑자기 통증이 생기면 당황스럽고 낯설어집니다. 이 상황이 담 걸린 것과 유사합니다. 담이란 건 갑자기 생기는 것처럼 보입니다. 실제는 우리가 평소에 가지고 있던 작은 문제들이 어떤 상황들과 만나 갑자기 불편으로 나타나지요. 그런 면에서 담은 몸의 퇴적물 같은 겁니다. 단지 갑작스럽게 느껴질 뿐이지요. 그럼 우리는 그제야 조치를 하려듭니다.

담은 몸이 우리에게 보내는 경고 신호입니다. 이제 나에게 신경을 써야 한다고, 몸의 소리를 들어달라는 거죠. 담을 포함한 모든 통증이, 몸이 보내는 신호입니다. 관심을 가져달라고요. 나를 아껴달라고요. 지금 아프다고요. 그러니 통증에 당황하지 않아도 됩니다. 지금 나를 봐달라는 신호거든요.

통증이 찾아오면, 가장 먼저 해야 할 일은 '멈춤'입니다. 나를 질질 끌고 다니지 마세요. '아픈데도 이건 해야 해'라고 생각할 수 있고, '앞으로 아프지 않기 위해선 지금이라도 운동을 시작해야 해'라고 결심할 수도 있습니다.

"인간의 불행은 단 한 가지, 고요한 방에 들어앉아 휴식할 줄 모른다는 데서 비롯한다."라고 파스칼은 말했습니다. 멈춘다는 것은 그냥 힘을 빼고 쉬는 것만을 의미하지 않지요. 멈추기 위해서는 습관처럼 나아갔던 발걸음을 멈출 용기가 필요합니다. 그래서 멈춤은 새로운 힘을 모으는 운동이지요. 지금 당장, 몸에게 휴식을 선물하세요.

그러니 '아프다 = 멈춤'입니다. 그게 우리가 몸에게 해줄 수 있는 첫 번째 치료거든요. 첫 치료 잘 부탁드립니다.

물먹은 솜마냥

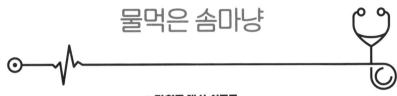

● 마침표 대신 쉼표로,
뭐든지 할 수 있을 거 같은 리프레시Refresh를 경험하라.
잘 쉬는 게 행복을 찾는 시작점이다.

온몸이 나른한 아침이 있습니다. 특히 비 오는 날이 더 그렇죠. 몸이 물먹은 솜마냥 무겁습니다. 몸은 날씨를 탑니다. 금방 비가 쏟아질듯 찌뿌둥한 날에는 몸이 천근만근이라 아무것도 하고 싶지 않지요. 그래도 우리는 몸을 움직이면서 무언가를 시작합니다.

무릎이 아파 내원한 환자분이 있었습니다. 무릎이 아파 걷는 게 불편하다는 환자분에게 평소처럼 침 치료와 함께 생활 티칭도 해드렸습니다. '많이 걷지 않기, 계단 오르내리지 않기, 바닥에 앉지 않기' 등을 권해드렸지요. 그러자 환자분의 한탄이 이어졌습니다. 온종일 피곤하기만 하고, 자꾸 살만 쪄 몸이 무거워진다고 말이지요. 그리곤 마지막

● 50부터는 알아서 척척, 건강해지는 착한 몸은 없다

엔 뭐라도 해야겠다고 다짐합니다.

저는 한국 사람이 가장 어려워하는 일이 '가만히 있기'라고 생각합니다. 아무것도 하지 않으면 안절부절못하지요. 뭐라도 하지 않으면 안 될 것 같은 강박감에 시달리지요.

> 노권상에도 두 가지가 있다. 힘을 많이 써서 상한 것勞力傷은 순전히 기만 상하고,
> 마음을 많이 써서 상한 것勞心傷은 혈까지 함께 상한다.
>
> -《동의보감》〈노권상의 치료법, 勞倦傷治法〉

'노권상'이란 힘을 써서 권태롭게 된 것입니다. 쉽게 말해서 무리했다는 뜻이지요. 무리함에도 두 가지 종류가 있습니다. 힘을 많이 쓰는 것, 그리고 마음을 많이 쓰는 것이지요.

기만 상하는 것보다 혈까지 함께 상하는 것이 더 심각합니다. 마음을 많이 쓰는 것이 더 노곤하게 되고 무리한 상황이지요. 우리가 말하는 아무것도 안 하지만 피곤한 상황은 '노심상'에 해당합니다. 몸을 쓰지 않았을 뿐 마음을 많이 쓴 것이지요.

우리는 뭘 하는지도 모르고, 왜 하고 있는지도 모르는 채 자꾸만 일을 하지요. 해야 할 일은 끝없이 밀려오고, 자꾸만 생깁니다. 문제는 자꾸 발생하고, 내가 일을 만들어내기도 합니다. 무언가를 해야 한다는 생각이 머리를 떠나지 않거든요. 자꾸만 피곤한 상황으로 자신을

몰아갑니다.

우리가 이렇게 열심히 일을 찾고, 노력하는 이유는 행복하게 살기 위해서입니다. 플라톤은 행복하게 살기 위한 조건, 다섯 가지를 말했습니다.

① 먹고 살기에 조금 부족한 듯한 재산.

② 모든 사람이 칭찬하기에 약간 부족한 듯한 외모.

③ 자신이 생각한 것의 절반밖에 인정받지 못하는 명예.

④ 남과 겨뤄 한 사람은 이기고 두 사람에게는 지는 체력.

⑤ 연설했을 때 절반 정도 박수받는 말솜씨.

플라톤이 생각하는 행복의 조건들은 우리가 생각하는 일반적인 행복의 조건들과 사뭇 다릅니다. 조금 부족하고, 모자란 상태를 말합니다. 플라톤은 무엇이든 모자람이 없는 완벽한 상태에 있으면 바로 그것 때문에 근심, 불안, 긴장, 불행이 교차하는 생활을 하게 된다고 강조합니다.

이렇듯 행복을 느끼는 지점은 사람마다 다르지요. 그래서 좋아하는 일을 찾아서 계속 시도하고, 나만의 행복을 찾지요. 그런데 대부분의 사람이 추구하는 행복은 눈에 보이는 외적인 것에 많이 맞춰져 있습니다. 번듯한 직장, 명문대라는 학벌, 뷰가 좋은 아파트 등 남 보기 좋은 기준을 맞추고자 합니다.

그러나 이 기준으로만 살다보면, 나는 행복에서 더 멀어집니다. 항상 자신보다 남을 의식하고 살고, 남의 시선을 위해 사는 인생은 불행하지요. 남을 의식할수록 나는 의식을 잃습니다. 자신의 삶에 만족하며 살아가는 사람들은 대부분 남보다 자신을 깊게 의식하고 사는 사람들입니다.

지금 행복하지 않고, 잘못된 방향으로 가고 있다는 생각이 들면, 우선 멈추세요. 세상에 나보다 더 중요한 건 없으니까요. 마침표를 찍고 싶지 않으면, 쉼표를 찍어야 합니다. 인생에 쉼표를 찍으세요. 방향을 다시 잡아야 할 시간입니다. 내비게이션이 경로를 재탐색하듯이 말이지요.

휴식의 쓸모에 대해서는 다들 알고 있습니다. 그래서 주말엔 '아무것도 안 하고 집에 있기' 모드에 들어가죠. '핸드폰 보기, TV 보기, 누워 있기' 등이지요. 그런데 가끔, 이상하지 않던가요?

푹 쉰다고 아무것도 하지 않았는데도 피곤하니까요. 그럼 쉰 게 아닐지도 모른다고 생각해야 합니다. 저도 "집에서 쉬었어요."라고 말하지만 집에서 집안 정리하고, 청소하고, 빨래하고, 장도 봐둡니다. 누워서 핸드폰으로 이것저것 쇼핑하고, 다른 사람들이 올린 글들도 봅니다. TV도 이것저것 돌려보고 재밌는 거를 찾습니다. 갑자기 생각난 친구에게 연락하고, 이런저런 약속을 잡습니다. 그리고 밖에 한 번도 안 나갔다며, 잠시 산책을 다녀옵니다.

이렇게 긴 하루를 보내놓고도 "아무것도 안 했어요."라고 말합니다. 왜냐면 진짜 뭘 해야겠다고 생각해서 하지는 않았거든요. 그냥 보이는 것들을 하고 집에 있었으니까요. 그런데 이런 일들도 에너지를 사용합니다. 핸드폰으로 유익한 일을 하지 않아도 배터리를 쓰고 있는 거잖아요?

그렇습니다. **진짜 쉰다는 것은 내 의지로 '쉼'을 만드는 겁니다.** 쉼을 만든다니, 어렵기만 합니다. 이제껏 쉬었는데 쉰 게 아니라니, 무슨 말인지도 모르겠습니다.

우선 잘 쉰다는 것은 채워지는 느낌이 들어야 합니다. 잘 쉬면 머리가 시원해지고 맑아지는 느낌입니다. 뭐든지 할 수 있을 거 같다는 자신감이 들지요. 나를 리프레쉬refresh하는 거죠. 활력이 돌죠.

그런 쉼의 첫 단계는 항상 멈춤과 느낌입니다. 우선 나를 지금 여기에 잘 두는 거겠지요. 그리고 잘 느끼는 겁니다. 이 순간에 온전히 나를 느끼는 거죠.

가장 기본적인 숨부터 보세요. 들숨과 날숨을 쉬는 나를 보는 거죠. 코끝을 스치는 공기의 흐름을 느껴보고, 코안과 목을 지나서 가슴이 부풀어 오르는 것을 느낍니다. 숨이 들어가서 나를 채우고, 차면 다시 가슴에서 목을 지나서 코로 나오는 것도 느낍니다. 의식적으로 숨을 쉽니다. 그렇게 숨을 유지하는 거죠. 한 번, 두 번 계속 이어지는 나를 느낍니다.

그다음 움직임도 느껴봅니다. 이번에는 걷기로 해볼게요. 발이 땅에 닿습니다. 뒤꿈치 바깥쪽부터 닿아 발바닥 중앙으로 착지합니다. 그리고 천천히 발바닥 앞부분으로 체중을 이동시킵니다. 그리고 발가락 5개를 천천히 느껴보는 겁니다. 마지막에 엄지발가락이 땅에서 떨어지겠지요.

그리고 반대편 발도 뒤꿈치부터 땅을 딛습니다. 발이 땅에 닿고 떨어지기를 반복합니다. 마치 타원형의 날계란이 옆으로 땅바닥에 굴러가는 듯한 모양이라 생각하면 쉽습니다.

한번 느껴보세요. 느껴보고 온전히 그 상황에 있는 나를 보는 게 우리에게 가장 중요한 일입니다. 그리고 그게 온전한 쉼으로 가는 방법 중 하나죠.

저는 쉼이란 생각대로가 아니라, 내 마음대로 사는 것이라고 생각합니다. 내가 되고 싶은 모습이 아니라, 내가 있는 그대로를 알아주는 거요. 오늘 내 삶에 쉼표 하나를 찍으세요. 당신만의 행복을 찾는 시작점이 되어 줄 겁니다.

불안으로 나를 움직이기보다 생각과 몸을 내 마음에 맞게 두는 하루가 되기 바랍니다.

· 걷기와 달리기의 운동 메커니즘 ·

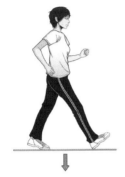 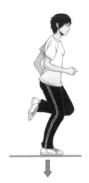

걷기(속보) - **분당 90m, 60~80kg**   달리기(조깅) - **분당 200m, 150~200kg**

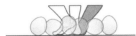 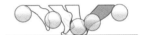

걷는 것은 계란이 굴러가는 것과 유사합니다.   달리는 것은 공이 뛰는 것과 유사합니다.

· 반드시 교정해야 할 잘못된 걷기 자세 ·

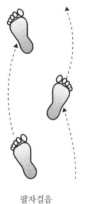 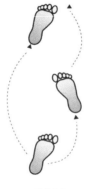 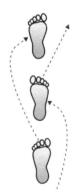

팔자걸음   안짱걸음   비척걸음

● 50부터는 알아서 척척, 건강해지는 착한 몸은 없다

· 걷기 동작의 구분 ·

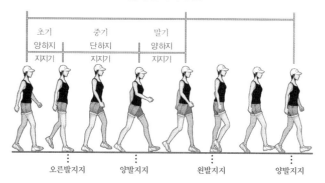

초기	중기	말기
양하지	단하지	양하지
지지기	지지기	지지기

오른발지지　　　　양발지지　　　　　왼발지지　　　　　양발지지

양하지 지지기(double—limb support) : 양발이 동시에 지면에 접촉하고 있는 시기
단하지 지지기(single—limb support) : 한 발만이 지면에 접촉하고 있는 시기

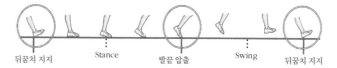

뒤꿈치 지지　　　Stance　　　발끝 압출　　　Swing　　　뒤꿈치 지지

· 걷기 단계에 따른 발바닥 체중이동 ·

발꿈치 지지　　　지지기　　　체측 통과　　　압출기　　　발끝 압출

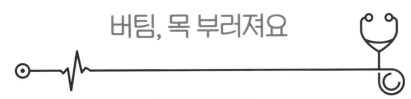

버팀, 목 부러져요

● 하루에 단 5분 만이라도
고개를 빳빳이 하고, 가슴을 쫙 펴라.
마치 목에 깁스를 한 것마냥 뻣뻣하게 굴어라.

장마가 시작되려는지 날씨가 *끄물끄물*한 어느 날, 목에 담이 걸렸다며 환자분이 오셨습니다. 아침에 일어났는데 목이 돌아가지 않는다고 했지요.

목을 이리저리 움직여보고 만지면서 불편한 곳을 찾으려 했습니다. 그리고 어깨에 손을 대는 순간, 딱딱한 어깨가 고스란히 느껴졌습니다. 돌덩이 같다는 표현이 딱 어울렸습니다. 저도 모르게 '아이코!' 소리가 절로 나왔지요.

그러자 환자분이 "어깨 많이 뭉쳤죠?"라고 겸연쩍게 웃으시더군요. 다른 병원에서도 어깨 뭉친 걸 보고 놀란다고 하면서 말이지요. 언제

● 50부터는 알아서 척척, 건강해지는 착한 몸은 없다

부터 그렇게 어깨가 딱딱했냐고 물으니, "원래 그래서 괜찮아요."라고 대답합니다. 그분의 어깨에 얼마나 많은 삶의 짐이 얹혀 있는지 궁금했습니다.

환자분은 2명의 고등학생 자녀를 둔 엄마였습니다. 본인은 강의를 업으로 하고, 하루 대부분을 컴퓨터 앞에서 강의록을 작성한다고 했지요. 아침엔 식사 준비를 하고 아이들을 학교까지 데려다준다고 했습니다. 그후엔 집안일도 하고 강의도 준비하면서 하루를 보내다가, 오후엔 아이들을 데려오고 저녁을 준비한다고 했지요.

하루가 눈코 뜰 새 없이 바쁜 분이었습니다. 두 아이의 엄마이자, 아내로, 누군가의 선생님으로 살고 있었거든요. 그러다 보니 밥을 거르기 일쑤고, 밤늦게까지 공부하는 아이들 뒷바라지에 잠을 제대로 못 잤지요.

고3 엄마도 고3이라고 하지요. 아이를 둔 부모는 모두 같은 마음인가 봅니다. 아이들의 피로를 본인이 몸소 체험하는 분들이 얼마나 많은지요. 그 때문인지 나, 부모, 사회인으로서의 삶의 무게가 오롯이 어깨에 짊어져 있습니다. 그러니 어깨가 무겁지 않을 리 있나요. 삶이 가벼워질 수 있나요.

무거운 어깨에는 삶의 습관이 함께 있습니다. 습관적으로 가방을 메는 방향을 알 수 있고, 집중할 때 나도 모르게 나오는 자세나 스타일을 알 수 있지요. 그리고 무의식적으로 서는 다리의 방향도 어깨에 영향을 끼칠 수 있습니다.

어깨는_{실제는 어깨라기보다는 목입니다} **목과 관련이 있습니다. 목에서 나온 신경이 어깨와 팔을 지배하거든요. 목만 잘 알아도 팔과 어깨를 치료할 수 있습니다.** 그래서 '목만 알면 명의 소리를 들을 수 있겠구나'라는 생각도 듭니다.

목이 아프기 시작하면 생길 수 있는 증상들은 두통, 어지러움, 무력감 등이 있습니다. 별 이상 없다는 데 자주 어지럽다고 호소하는 분들, 만성적인 두통으로 고생하는 분들의 경우에 목만 편해져도 불편이 훨씬 감소합니다.

특히 어깨가 너무 무겁다는 분들은 만성적으로 피로를 호소합니다. 몸이 무겁고 힘이 안 들어간다고 말이지요.

어깨가 무거우면 아무것도 하기 싫습니다. 곰 한 마리가 얹혀 있다는 말이 괜히 나온 게 아니지요. 목과 어깨가 무겁고 자꾸 손이 간다면 눈도 쉽게 피로해집니다. 거기다 어깨가 무겁고 짓누르는 듯 느껴지니, 아무것도 하지 않아도 쉽게 피로가 쌓이게 되지요. 우리가 매일 피로하다고 이야기할 수밖에 없게 하는 주범이 어깨목입니다.

어깨, 목, 등에서 느껴지는 무거움이 계속되면 두통이 깊어져 아무 일도 할 수 없어지기도 하고, 걷다가 갑자기 어지럽기도 합니다. 그렇게 삶의 무게가 1kg씩 증가하지요. 그러니 거꾸로 생각하면 어깨만 가벼워도 우리의 삶이 1kg씩 가벼워질 수 있습니다.

● 50부터는 알아서 척척, 건강해지는 착한 몸은 없다

동의보감에서 질환을 분류할 때 외감外感과 내상內傷으로 분류하고 있습니다. '풍한서습조화風寒暑濕燥火'라는 외부의 기운에 의한 것이 외감, 그 외 내 안의 원인에 의한 것을 내상으로 분류합니다.

풍한서습조화가 무엇인지 느낌이 오지 않는다면 "중풍 맞았다." 또는 "한기 들었다." "더위 먹었다."와 같은 말들을 생각해보면 쉽게 이해할 수 있을 거예요. 내 안에서 어떤 변화가 병을 만들었다기보다는 밖에서의 어떤 변화들이 나를 힘들게 하는 경우지요.

이런 것을 외감外感, 외부에서 감촉된 것이란 뜻입니다. 감기가 대표적입니다.에 의한 병이라고 한다면, 그 외에 원인이 내 안에 있는 질환들을 내상이라고 봅니다.

위胃는 맑고 부드러운 기운이 있으니 사람이 그것에 의지하여 살아간다. 만약 머리를 많이 써서 신神이 피로하거나 일을 많이 하여 몸이 고통스럽거나, 욕심을 줄이지 못하거나 생각을 이루지 못하거나, 음식이 적당하지 않거나 약이藥餌를 잘못 먹으면 모두 몸을 상할 수 있다.

몸이 상한 뒤에는 반드시 조리하고 보해야 한다. 태연하게 이상하다 여기지 않고 마음대로 금기를 범하면, 오래 앓았던 증상이 다 사라지기 전에 새로운 증상이 매일 쌓인다. 이렇게 되면 약이 미칠 겨를도 없이 손상된 위기胃氣가 다시 온전해질 가망이 없어, 거의 죽게 된다.

－《동의보감》〈내상에는 음식상과 노권상이 있다. 內傷有飮食傷勞倦傷 二門〉

《동의보감》〈내상편〉의 한 부분입니다. 이 글의 제목은 '내상에는 음식상飮食傷, 음식으로 비위가 손상되어 발생하는 병증과 노권상勞倦傷, 육체노동이 과도하여 원기가 손상되어 생기는 한의학상의 병명이 있다'입니다.

여기에서는 **몸이 상하는 원인에 대해 이야기하고 있는데, 그 원인을 6가지로 보고 있습니다. 머리를 많이 쓰는 것, 몸이 고통스러운 것, 욕심을 줄이지 못한 것, 생각을 이루지 못한 것, 음식이 적당하지 않은 것, 약을 잘못 먹은 것입니다.**

그중에서 노권상은 머리를 많이 써서 피곤하고 몸이 고통스러운 것이지요. 그리고 여기에 더한다면 욕심을 줄이지 못하거나 생각을 이루지 못한 것까지를 노권상으로 볼 수 있을 겁니다.

그렇습니다. 피로라는 곰은 먹는 것을 빼면 몸의 고통, 욕심, 생각이 너무 많아서 생긴다고 할 수 있겠지요.

우리는 몸을 너무 무리해서 쓰고 있다는 것을 잘 알고 있습니다. 해야 할 수많은 일들 속에서, 제대로 된 휴식도 없이 몸을 함부로 쓰고 마음을 씁니다. 당연히 근육 운동은 할 겨를이 없고, 기본적인 스트레칭조차 하지 않습니다. 스마트폰과 컴퓨터의 사용으로 점점 목이 거북이처럼 됩니다. 그리고 볼링공만큼 무거운 머리는 가느다란 목 위에서, 마치 피사의 사탑 위에 공을 올려둔 듯 위태롭기만 하지요.

우리는 어떤 일에 집중하면 몸을 앞으로 기울이게 됩니다. 그게 관심의 표현이고 일 잘하는 사람의 자세지요. 그렇지만 계속 그 자세를

● 50부터는 알아서 척척, 건강해지는 착한 몸은 없다

똑같이 유지할 순 없습니다. 쉬어야 합니다. 몸도 목도 강철은 아니니까요.

그러니 줄이지 못한 어떤 욕심이 나를 상하게 하고 있는지 가만히 떠올려보세요. 그리고 머릿속에서 단 5분이라도 그 욕심에서 나를 멀어지게 해보세요. 일부러 머릿속을 텅 비워 보는 것도 좋고, 몸을 최대한 편하게 뒤로 보내주세요. 의자에 푹 기대어 무거운 머리를 잠시 내려놓고, 긴장으로 바짝 올라간 어깨에 힘도 빼세요. 그렇게 몸을 최대한 편하게 뒤로 보내주세요.

그리고 나에게 이야기해주세요.

"오늘도 수고했어, 무거운 짐 다 내려놓고 쉬자!"

다른 사람은 몰라도 나 자신은 얼마나 많은 짐을 끌어안고 고군분투하며 살았는지 알잖아요. 그러니 그런 나의 어깨를 토닥여 주며 온몸의 힘을 다 빼주세요. 당신은 그럴 자격이 충분하니까요.

고3 엄마께서는 몇 주간 치료를 받으면서 어깨가 가벼워졌다고 좋아했지요. 이렇게라도 그녀의 무거운 어깨를 가볍게 할 수 있다니 저도 행복했습니다. 그리고 "일 좀 그만 하세요!"라는 제 잔소리가 먹혔는지, 이제는 가끔 산책을 하고 남편에게 설거지도 부탁한다고 배시시 웃으셨지요.

그녀에게 알려드렸던 자세를 여러분에게도 권합니다. 이 자세만으로도 어깨를 짓누르는 곰 한 마리쯤 내려놓을 수 있을 거예요.

사장님 의자를 아시죠? 일하려고 만든 의자는 아니라는 듯 뒤로 푹 들어가게 되어 있지요. 몸 전체를 뒤로 기대면 편안하게 넘어가는 느낌도 들고 말이지요. 마치 그 의자에 앉은 듯 몸을 최대한 뒤로 보내서 앉으세요.

서 있을 때도 마찬가지입니다. 마치 사장님처럼 최대한 고개를 빳빳이 하고, 가슴을 쫙 펴세요. 마치 척추에 깁스한 것처럼 빳빳하게 굴자고요. 최소한 내 삶에는 내가 사장이니까요.

그럼 오늘도 빳빳하게, 당당하게 가슴을 쫙 펼 수 있는 하루가 되었으면 좋겠습니다. 곰 따위 내려놓고요!

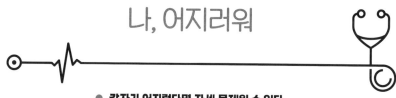

나, 어지러워

● 갑자기 어지럽다면 자세 문제일 수 있다.
똥꼬에 힘주고 정수리 끝까지, 몸을 똑바로 세워라.

'어느 날 우연히 그 사람을 본 순간, 다리에 힘이 풀려 주저앉고 말았지. 그토록 애가 타게 찾아 헤맨 나의 이상형.'

쿨의 〈운명〉이라는 노래의 첫 구절을 흥얼거리다가, '다리에 힘이 풀릴 정도로 강렬한 사람이 운명이구나'라는 생각을 했습니다. 하지만 운명과 상관없이도 다리에 힘이 풀리고 주저앉기도 합니다. 일어나는데 갑자기 눈앞이 캄캄해지고 세상이 핑 돕니다. 걷다가 갑자기 몸이 기우뚱하면서, 온 세상이 흔들리는 기분을 경험하지요.

'나이가 들면 이 정도의 통증은 항상 가지고 있는 거지' 하면서 허리와 어깨 문제로 자주 내원하는 환자분이, 어느 날은 어두운 얼굴로 어지럼증에 대해 이야기했습니다. 앉았다 일어서는데 눈앞이 캄캄해지면서 다리에 힘이 풀려 쓰러졌다고요. 이렇게 황천길 가는 게 아닌가 싶고, 몸에 큰 이상이 있는 것 같다고 말이지요.

어지럼이 있던 그날 바로 내과를 방문해 심전도와 혈액 검사를 했다고 합니다. 빈혈인가 싶기도 했고, 가슴도 쿵쾅거리는 게 심장에 이상이 있는 거 같았답니다. 그런데 검사 결과는 아무 이상이 없었습니다. 그리곤 답답해하며 묻더군요.

"이상이 없다는데, 왜 갑자기 어지러울까요. 이러다 쓰러지면 영영 못 일어나는 거 아녀요?"

어지럼으로 쓰러져본 사람은 압니다. 몸을 가누지 못했던 그 순간의 두려움과 공포를요.

환자분들이 제일 자주 겪는 어지럼증이 기립성 어지럼증입니다. 기립성 어지럼증이란 말 그대로 앉았다 일어설 때 생기는 현상입니다. 원래 우리 몸은 앉았다 일어서면 피가 다리 쪽에 몰리기 때문에, 혈압은 약간 떨어지고 심장 박동은 빨라지게 됩니다.

그런데 기립성 어지럼증이 있는 분들은 혈압이 약간 떨어지는 게 아니라 차이 나게 많이 떨어지지요. 순간적으로 머리까지 혈액이 충분히 도달하지 못하게 됩니다. 그러면 당연히 혈액의 공급이 안 되니, 눈앞이 캄캄해지고 머리도 어지럽고 균형도 흔들리게 되지요.

그럴 때는 얼른 도로 앉아서 머리를 심장보다 낮게 하면 머릿속에 혈액 순환이 회복되어서 증상이 사라지게 됩니다. 이런 증상을 그냥 방치하면 넘어질 위험성이 커지고, 최근에는 중풍의 위험도 높아진다는 것이 밝혀졌습니다.

기립성 어지러움은 심장, 소화기, 종아리 근력과 혈압, 혈압을 조절하는 자율신경 등 여러 가지 관련이 있습니다. 그러니 이런 증상이 일시적이지 않고 자주 반복된다면, 자율신경 검사를 통해 정확한 원인을 파악하는 게 중요합니다. 자신이 느끼는 어지럼증의 원인을 자가 진단하고 치료하려다, 상태가 더욱 악화해 내원하는 환자들이 적지 않습니다.

어지럼과 관련된 질환은 많습니다. 어지럼은 증상일 뿐이지요. 그래서 어지럼의 원인을 찾고자 노력합니다. **어지럼은 귀의 이상인 경우도 있고, 빈혈인 경우도 있습니다. 그런데 그보다 자주 보이는 원인은 아주 사소한 경우가 더 많습니다. 바로 소화불량과 머리의 불균형이지요.** 소화가 잘 안 되는 게 어지럼과 무슨 상관일까요?

멀미를 생각하면 쉽게 이해가 됩니다. 멀미하면 속이 울렁거리고, 어지럽고, 머리가 무거워집니다. 그러다 더 심해지면 토하게 되지요. 그런데 신기하게도 토하고 나면, 머리가 좀 가벼워진다는 걸 느끼지 않나요?

울렁거림과 어지러움은 상관관계에 있습니다. 속이 울렁거리면 어지러움을 잘 느끼고, 어지러움이 느껴지면 속이 울렁거립니다. 그러니 소화가 안 되기 시작하면 머리가 핑 돌면서 어지럽기도 하지요.

그럼 머리의 불균형이란 건 뭘까요? 몸은 척추를 중심으로 해서 좌우 균형을 이루고 있습니다. 좌우에서 오는 정보를 기반으로 균형을 잡습니다. 그런데 갑자기 정보에 혼란이 온다면 어떨까요?

예를 들면 두 눈을 감아다 떠보면 내가 받아들이는 정보의 중심이 되는 눈을 찾을 수 있지요. 양쪽 눈을 감고 어떤 눈은 감았다가 뜨면 물체가 움직이지 않는데, 어떤 눈은 감았다가 뜨면 물체가 움직이는 것처럼 느껴지죠?

우리 눈도 중심이 되는 눈이 있습니다. 그 눈에 초점을 맞추고, 부수적인 정보를 반대쪽 눈에서 얻어야 합니다. 그런데 내가 생각하고 있는 정보들이 갑자기 예상과 다르게 들어온다면 어떨까요? 정보의 혼란이 오겠지요? 그럼 갑작스럽게 어지럽게 됩니다. 머리가 기울어진 상황이 이와 같지요.

머리가 기울어졌다는 건 뭘까요? 몸 전체가 기울어진 것일 수도 있고, 어깨가 틀어진 경우도 있지요. 또는 머리만, 목만 한쪽으로 기울어진 경우도 있을 겁니다. 바로 자세 문제지요. 특히 자세가 틀어지기 시작하면 어지러움을 많이 경험하게 됩니다. 심하지 않은 어지럼이 자주 반복되고 있다면, 몸이 새로운 균형을 찾아가고 있는지도 모릅니다.

몸_{또는 목}을 원통이라고 생각하고 머리를 그 위에 얹혀 있는 공이라고 생각해볼게요. 원통이 한쪽이 찌그러지기 시작한다면, 우리는 그 찌그러짐을 보상하는 쪽으로 새로운 균형을 맞춰 가죠. 그래야 더 이상 어지럽지 않거든요.

그래서 새로운 균형을 맞출 때 틀어진 걸 다시 정상으로 만들거나, 다른 부분을 찌그러트려서 균형을 맞추거나, 그 찌그러짐에 적응하는 쪽으로 변화하게 됩니다. 그러니 어지럼이 자주 발생한다면 몸의 균형에 대해서 다시 생각해봐야 합니다.

어지럽기 시작할 때 문제가 발생했다는 걸 알았다면, 나 스스로 할 수 있는 방법들에 대해서도 생각해봐야겠지요?

'소화 때문에 어지러운 거라면 소화가 잘되는 음식 먹기!'

'자세 문제라면 자세 바로잡기!'

너무 쉽고 간단하게 느껴지죠? 먹는 이야기는 계속하게 될 예정이니 여기선 간단한 자세만 이야기하고 갈게요. 공머리이 기울어진 이유는 원통몸또는목 때문입니다. 그럼 몸통을 잘 세우는 게 중요하겠지요?

몸통을 잘 세우는 여러 가지 방법이 있지만 가장 간단한 방법, 딱 하나만 이야기할게요. 척추의 모양도 생각해야 하고, 근육의 힘도 생각해야 하고, 양쪽 균형도 생각해야 하고, 골반의 회전도 생각해야 하면…… 우리는 못 합니다. 그러니까 딱 하나만 합시다.

바로 똥꼬에 힘주기입니다. 괄약근에 힘을 꽉 줘볼게요. 똥 쌀 때처럼 주는 힘은 아니고요, 반대로 괄약근을 조이는 힘을 쓰는 겁니다. 소변 줄기를 끊고 방귀를 참는다는 생각으로 힘을 주면 됩니다. 5초간

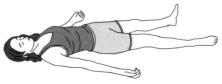

① 양쪽 다리를 어깨 너비만큼 벌린 채 바닥에 누워,
  아랫배와 엉덩이 근육은 편하게 이완시킨 상태로
  똥꼬를 서서히 조여 주세요.

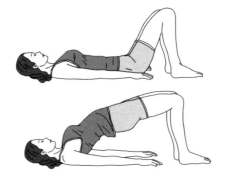

② 반듯이 누워 무릎을 구부린 상태에서
  엉덩이를 천천히 들면서 똥꼬를 서서히 조여 주세요.

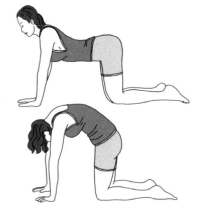

③ 양 무릎과 손바닥을 바닥에 댄 후,
  등을 동그랗게 하며 똥꼬를 서서히 조여 주세요.

● 50부터는 알아서 척척, 건강해지는 착한 몸은 없다

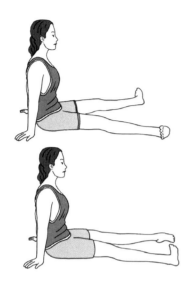

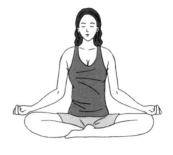

④ 엉덩이를 깔고 앉아서 양 발끝을 바깥으로 향한 후, 똥꼬를 서서히 조이며 양 발끝도 안쪽으로 서서히 향하도록 합니다.

⑤ 다리를 가부좌를 하고 앉은 자세에서 똥꼬를 서서히 조여 주세요.

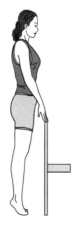

⑥ 선 채로 양 발꿈치를 붙이고 의자나 탁자를 이용해 몸의 균형을 잡은 다음, 이 상태에서 양 발꿈치를 들면서 똥꼬를 서서히 조여 주세요.

정지했다가 서서히 이완합니다. 그럼 엉덩이에만 힘이 들어가는 게 아니라 복부, 등, 목까지 조금씩 힘이 들어갑니다. **똥꼬에서부터 정수리 끝까지 척추가 하나하나 일자로 쌓여 가는 느낌이 들 겁니다.**

척추가 똥꼬 있는 데서부터 정수리 끝까지 하나하나 블록 쌓기 하듯 쌓여 간다고 상상해볼게요. 그리고 몸 전체를 길게 만들어보는 겁니다. 그게 척추가 바로 서는 느낌입니다. 처음에 쉽지 않을 테지만 조금씩 연습하다 보면, 척추가 바로 서는 게 느껴집니다.

오늘도 몸통 위에 머리 잘 얹고 다니는 하루가 되기를 바랍니다. 똥꼬 힘으로요!

● 50부터는 알아서 척척, 건강해지는 착한 몸은 없다

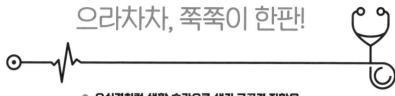

으라차차, 쭉쭉이 한판!

● 오십견처럼 생활 습관으로 생긴 근골격 질환은
몸을 최대한 쫙 펼 수 있도록 스트레칭해주는 게 필요하다.

몸은 변화에 민감합니다. 특히 계절이 바뀌는 환절기에는 더욱더 그렇고요. 여름에서 가을로 넘어가던 시기였습니다. 자고 일어났더니 갑자기 팔이 잘 들리지 않는다는 환자분이 오셨습니다. 어깨 운동을 해보며 원인을 찾은 후에 치료를 시작했습니다. 그때 환자분이 물어보시더군요.

"혹시 이게 오십견인가요?"

질환 이름에 나이가 붙어 있는 경우가 많지 않죠? 오십견은 50대에 많이 생긴다고 해서 붙여진 이름이고, 병명은 '유착성 관절낭염'입니다. 어깨는 야구 방망이를 손으로 쥐고 있는 모양으로 생겼습니다. 어

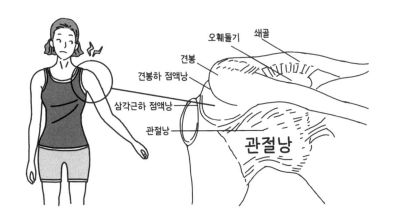

깨의 움직임이 큰 것에 비해서 잡고 있는 근육이 크지 않지요. 그래서 이중, 삼중으로 잡아 줘서 움직임이 커도 안정적이도록 만들어졌습니다.

어깨를 감싸고 있는 첫 번째 구조물이 관절낭입니다. 말 그대로 관절을 싸고 있는 낭주머니의 모양이지요. 어깨 관절낭은 어깨가 잘 움직일 수 있도록 윤활하고 고정하는 역할을 합니다. 여기에 염증이 생기면 주머니가 땡땡하게 붓게 되고 윤활이 안 됩니다.

그래서 어떤 방향으로도 움직이기가 쉽지 않고, 특히 팔을 뒤와 옆으로 보내는 동작이 잘 안 됩니다. 흔히 여자들은 "브라를 입을 수가 없어요." 남자들은 "바지 올리기가 힘들어요."라고 호소하지요.

혼자서도 움직이기 힘들지만, 다른 사람의 도움으로 움직이려 해도

● 50부터는 알아서 척척, 건강해지는 착한 몸은 없다

통증이 심합니다. 그래서 '얼어버린 어깨'라고 해서 동결견Frozen Shoulder
이라고 부릅니다.

오십견의 증상은 패턴을 가지고 변합니다. 처음에는 통증으로 잠을
제대로 못 자고, 아파서 어깨를 움직일 수 없습니다. 그다음 단계는 통
증은 줄었는데, 어깨는 더 굳어져 움직이지 않는 시기가 오죠. 그리고
세 번째로 통증이 줄고 움직임도 조금씩 좋아지는 시기가 옵니다. 그
리고 이 기간이 대략 1~2년 정도입니다.

그래서 "오십견은 시간이 지나니까 낫던데?"라고 말하는 경우가 있
습니다. 그런데 모든 오십견이 그냥 내버려둬도 낫는 건 아니란 게 문
제죠. 통증도 통증이지만 가동 범위가 줄어드니 불편이 더 늘어나기
도 하고요. 그래서 저는 오십견은 치료를 꼭 받으라고 이야기를 드립
니다.

**오십견도 물론이지만, 어떤 질환도 한 번에 낫는 경우는 거의 없습니
다. 더더구나 습관으로 생긴 질환이, 한 번에 낫는다는 건 말이 안 됩니
다. 도둑놈 심보죠.**

하지만 우리는 그런 걸 바랍니다. 저만해도 피곤하면 '공진단 먹을
까? 경옥고 먹을까?' 이런 고민을 합니다. 일찍 자고 제때 식사하는
등 생활 습관을 바로잡는 게 필요하다는 사실을 잘 압니다. 그런데도
그냥 피곤하니 어떻게든 기운을 올려 준다는 약을 먹고, 몸에 편한 습
관은 그대로 유지하고 싶은 마음이지요.

우리의 마음은 관성의 법칙이 강하게 작용하는 영역이라, 무언가 변화하는 것을 꺼립니다. 솔직히 귀찮아하지요. 생활의 틀을 깨고 싶지 않습니다. 지금의 틀이 나에게 가장 편한 형태니까요.

그렇지만 우리는 틀을 깨야 합니다. 생활이 만들어낸 습관병이 많거든요. 오십견이 습관병이라 말하기는 어렵지만정확한 원인을 모르니까요 꾸준히 운동한다면 질환을 예방하는 데 도움이 됩니다.

이번 꼭지는 어깨 운동으로 마무리해볼게요. 어떤 관절이든 돌아가는 관절은 돌릴 수 있다면 좋습니다. 그렇지만 이미 통증이 있는 경우라면 돌리는 것조차 쉽지가 않겠지요. 그렇다면 한쪽 방향으로 하는 스트레칭이 좋습니다.

어깨라면 팔을 최대로 올릴 수 있는 동작, 최대한 뒤로 보낼 수 있는 동작, 최대한 안에서 밖으로 그리고 밖에서 안으로 보내주는 동작, 안에서 밖으로 그리고 밖에서 안으로 회전하는 동작, 총 6가지 방향의 운동을 할 수 있지요. 그리고 6가지를 한 번에 한다면 회전이 되겠고요.

우선 한 번에 한쪽 방향씩 쭉쭉 뻗어 주세요. 최대한 길게 하면서 손끝에 힘을 주고 뻗어 주세요. 최대한 위로 손을 보내고 뒤로도 손을 보내세요. 옆으로 당겨보고 밖으로도 최대한으로 보내세요. 벽을 이용해도 좋습니다. 그리고 몸 안쪽으로, 몸 바깥쪽으로 최대한 보내세요.

여기서의 특징을 눈치챘나요? 바로 최대한의 가동 범위를 써보는 겁니다. 물론 '본인이 할 수 있는 정도에서'라는 당연한 제한이 걸리겠지

• 50부터는 알아서 척척, 건강해지는 착한 몸은 없다

만, 최대한 할 수 있는 만큼씩 해보세요. 그게 스트레칭의 기본입니다.

이건 어디든 적용될 수 있어요. 손가락도 그렇고 심지어 발가락까지도 말이죠. 최대한 쭉쭉 뻗었다 모았다를 반복해보세요. 최대한 펴고 최대한 굽히는 걸 기본으로 할 겁니다. 그럼 최소한 가동 범위를 잃지 않을 수 있을 테니까요.

그럼 오늘은 가볍게 스트레칭 한 번 함께할까요? 당장이요!

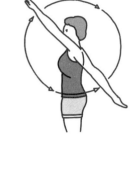

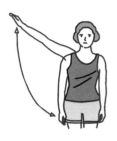

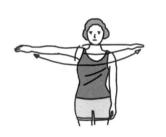

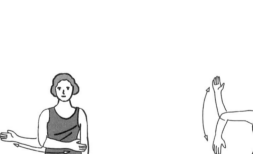

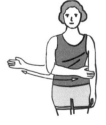

● 50부터는 알아서 척척, 건강해지는 착한 몸은 없다

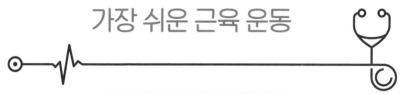

가장 쉬운 근육 운동

● 근육을 키운다는 건 멋진 몸매뿐만 아니라,
나를 가볍게 하고 내 마음대로 몸을 움직일 수 있다는 의미다.

스트레칭으로 몸을 쭉쭉 늘리고 자세를 잡았다면, 이제 근육을 더 단단하게 만들어볼까요. 근육은 몸에서 힘을 주면 단단해지는 부분을 의미합니다. 몸을 유지하고 움직이는 조직이지요. 몸의 움직임은 모두 근육을 이용해야 합니다.

몸을 집에 비유하자면 뼈대는 기둥이고, 근육은 그 사이 벽들을 의미합니다. 단, 움직이는 벽이지요. 전체를 둘러싸고 있어 몸의 형태를 결정하고, 몸을 내 맘대로 움직이도록 하는 건 근육입니다.

근육을 키운다는 건 멋진 몸매뿐 아니라, 나를 가볍게 하고 내 마음대로 몸을 움직일 수 있다는 의미입니다. 그래서 근육 운동은 나이를 잊게 할 뿐만 아니라, 건강을 위해 필수지요.

무엇보다 중장년 그리고 노년의 운동은 근력 운동이 기본이 되어야 합니다. 근육 없이 의욕만 앞서다 보면 다치기 십상이거든요. 또한 강도보다는 빈도가 중요합니다. 다음날 활동에 무리가 갈 정도의 운동은 피해야 하고요.

좋은 근육 운동은 우리에게 널리 알려진 운동입니다. 체력이 좋은 분들이라면 런지, 플랭크, 스쾃 등 전신 근육 운동을 꾸준히 하라고 추천해드립니다. 그렇지만 저는 대부분 환자를 만나죠. 허리가 아파서, 목이 아파서 병원에 온 분들이지요. 그분들에게 런지, 플랭크, 스쾃을 이야기하면 지레 겁을 먹습니다. 그리곤 하루이틀 시도해보다가 포기하고 말지요.

그래서 환자분들에게 더 쉬운 운동을 권합니다. 쉽지만 다치지 않을 운동을요. 지금 이야기해드릴 3가지 운동은 누구나 쉽게 할 수 있고, 다치지 않고 안전하게 할 수 있는 운동입니다.

첫 번째는 책을 허벅지에 끼우기입니다. 이건 간단한 골반 운동이자 무릎 운동입니다. 허벅지 안쪽 근육들을 쓸 거고, 그곳이 단단해지는 걸 느껴보세요. 거기서 힘을 더 줄 수 있다면 엉덩이 양쪽의 힘을 사용할 겁니다. 조금 더 할 수 있다면 배의 힘도 사용할 수 있습니다.

준비물은 소설책 2권입니다. 운동 효과를 높이려면 더 두꺼운 책을 이용해도 됩니다. 책을 무릎 사이에 끼우는 겁니다. 그리고 있는 힘껏

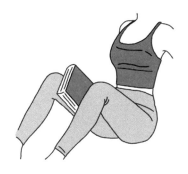

꽉 조이는 거죠. 양쪽 다리의 힘이 다르기에 한쪽으로 밀리지 않도록 더 많이 힘을 줘야 합니다. 그리고 힘을 주다 보면 엉덩이 근육들도 들썩들썩하는 걸 느끼게 될 겁니다. 그게 정상입니다.

마치 엉덩이 양쪽이 두꺼워져서 키가 커질 것처럼 엉덩이 근육에도 바짝 힘을 더 써볼게요. 그럼 자연스럽게 무릎 힘이 더 들어가게 되고, 엉덩이 근육까지 더 힘을 쓰면서 복부에도 힘이 들어갈 겁니다. 복부에 힘주는 방법은 알고 있지요?

똥꼬에 힘주기입니다. 힘주기를 반복적으로 하면서 다리 근육들이 조금 뻐근해지는 걸 느껴보세요. 그럼 운동을 잘하고 있는 겁니다. 무릎이 아프다면 딱딱하지 않은 베개로 바꿔도 좋습니다.

두 번째 운동은 코브라 자세입니다. 바닥에 엎드려서 가슴을 들어올리는 운동이고, 가벼운 스트레칭으로 많이 하는 동작입니다. 이 자세의 경우 허리가 불편하신 분들은 들어올리기가 되지 않을 수도 있습

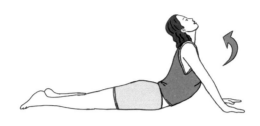

니다. 그렇다면 턱을 고이고 엎드려 있기만 해도 허리 근육들이 풀리고 편해지는 걸 느낄 수 있을 겁니다.

　엎드려서 턱을 당기고 이마를 대고 눕습니다. 그 상태에서 가슴 옆에 손을 짚고 푸쉬업하듯이 가슴을 들어올립니다. 이때 가능하면 등과 가슴을 쫙 펼 수 있도록 하면 더 시원하게 느껴질 겁니다. 힘을 완전히 빼고 신전伸展, 늘어서 펼침하는 것도 좋지만, 괄약근에 힘을 살짝 주고 과신전을 막아 주는 것도 도움이 됩니다.

　힘을 완전히 빼면 몸이 이완되는 것을 느낄 수 있고, 괄약근 힘을 이용해서 복부에 힘을 주게 되면 허리가 덜 꺾이지만 등이 조금 더 펴지면서 복부 근육에도 힘을 쓸 수 있습니다.

　현재 통증이 있다면 우선 턱에 두 주먹을 고이고 엎드려 있는 자세를 먼저 하는 걸 추천합니다. 이때는 가능하면 복부에 힘을 빼고 축 늘어지는 것도 좋습니다.

　　　　● 50부터는 알아서 척척, 건강해지는 착한 몸은 없다

그다음 허리 통증이 줄어든다면 천천히 가슴을 들어올리는 걸 해보고, 그 각도를 늘려 가는 것이 좋습니다. 그 이후에 허리 통증이 완전히 사라지고 나면, 그때부터는 복부에 힘을 줘서 상체를 들어올리면서 복부의 힘도 조금씩 사용하는 것을 추천해드립니다.

모든 운동은 본인의 역량에 맞게 진행하는 것이 좋습니다. 추가적으로 운동을 한 이후 통증이 증가한다면, 운동을 중단하시거나 다른 운동으로 변경하기를 바랍니다.

세 번째는 등 조이기입니다. 혼자 힘줘서 버티는 운동이기 때문에, 자세에 더 집중해야 합니다. 앞에서 이야기했던 척추 곧게 세우기와 복부에 힘줘서 버티기를 기본으로 하고, 그다음에 팔을 움직일 겁니다. 이 운동은 등과 가슴 운동입니다. 이 운동을 하면 등에 근육이 생기고 좁아졌던 가슴이 넓어지는 느낌을 받을 수 있지요. 그러면서 팔, 어깨, 목, 머리가 편해지는 걸 느낄 수 있습니다.

우선 척추를 바로 세우고 똥꼬에 힘주기를 해서, 척추를 하나하나 늘어나는 걸 느껴볼게요.

그리고 나서 어깨높이로 손을 들어올립니다. 손바닥이 앞을 보게 하고 등 근육을 조이면서 팔을 뒤로 보내는 거죠. 가슴이 넓어지면서 등에 힘이 들어가는 게 느껴질 겁니다. 여기서 척추를 바로잡았던 그 느낌 그대로, 키를 크게 한다는 느낌을 유지하면서 가슴이 하늘과 마주하게끔 가슴을 펴주는 겁니다.

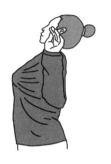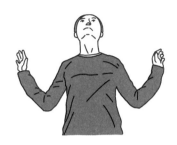

　대신 이때 얼굴만 들어서 하늘을 봐서는 안 됩니다. 최대한 목을 뻣뻣하게 유지하면서 가슴이 하늘로 가게끔 해주는 거죠. 그럼 복부가 당기는 느낌이 들고, 가슴이 펴지고, 등척추가 늘어나면서 시원해집니다.

　이 운동은 척추를 세우던 힘을 그대로 유지하면서, 등척추를 뒤로 펴주고 가슴을 열어줍니다. 그러니 등에서 목까지 한 번에 교정하는 효과가 있고, 등이 펴지면 팔의 불편이 함께 감소하는 걸 느낄 수 있습니다. 어느 정도 익숙해져 등이 조금 편해졌다면 팔굽혀펴기, 플랭크로 넘어가거나 슈퍼맨 자세를 취해보는 것도 좋습니다.

　나이가 들어서 마라톤을 즐기는 사람들이 많습니다. 마라톤을 즐기는 사람 중에 중년을 넘어선 사람들의 성공 비율이 높지요. 이유는 젊은이들처럼 서두르지 않기 때문입니다.

　처음부터 42.195km를 완주하려는 무모한 도전을 하지 않습니다.

　　　　　　● 50부터는 알아서 척척, 건강해지는 착한 몸은 없다

자신의 체력을 알기 때문이지요. 처음에는 걷기부터 시작해 5km, 10km로 단계를 밟아 가면서 체질을 형성하고 습관을 만드는 것입니다. 그래야 실패하지 않는다는 사실을 나이가 들면서 깨달았기 때문이지요.

그러니 오늘 딱 이만큼만 시작해보길 바랍니다. 그리고 첫 시작은 미미하게 느껴질지 모르지만, 언젠간 근육으로 단단해진 당신을 만날 수 있을 겁니다.

똑바로 서 봐

● 똑바로 서면 똑바로 살게 된다. 똥꼬에 힘을 줘서 척추를 세워보자.
몸과 마음의 밸런스를 맞추자.

"똑바로 서, 똑바로 앉아."

어렸을 때 참 많이 들었던 말입니다. 자세는 그 사람의 마음을 표현합니다. 지금 그 사람이 어떤 상태에 있는지는 그 사람의 자세만 봐도 알 수 있지요. 우리의 몸은 정직합니다. 우리가 쓰는 마음 그대로 따라가죠. 그래서 긴장하면 나도 모르게 어깨가 올라가고 움츠러들지요. 편안하면 몸을 뒤로해서 기대게 되고요. 집중할수록 몸은 앞으로 가게 됩니다.

저는 환자분들에게 자세 이야기를 많이 합니다. 아프지 않으려면 자세를 잘 잡아야 한다고 말이지요. 그렇다고 모든 사람에게 똑같은 자세를 강요하지는 않습니다. 사람이 아픈 이유는 사람마다 조금씩은 다를 테니까요. 그렇지만 기본적으로 꼭 요구하는 사항은 있습니다. 바로 '똑바로'죠. 똑바르다는 게 있을까요?

똑바른 자세는 귀에서부터 선을 그었을 때 어깨, 대퇴골두, 무릎 측면, 복사뼈까지 일자로 선이 그어집니다. 척추도 바르고 무릎도 너무

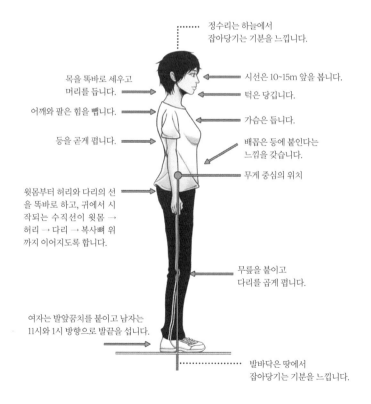

· 올바르게 선 자세 ·

정수리는 하늘에서 잡아당기는 기분을 느낍니다.

목을 똑바로 세우고 머리를 둡니다.

시선은 10~15m 앞을 봅니다.

턱은 당깁니다.

어깨와 팔은 힘을 뺍니다.

가슴은 둡니다.

등을 곧게 폅니다.

배꼽은 등에 붙인다는 느낌을 갖습니다.

무게 중심의 위치

윗몸부터 허리와 다리의 선을 똑바로 하고, 귀에서 시작되는 수직선이 윗몸 → 허리 → 다리 → 복사뼈 위까지 이어지도록 합니다.

무릎을 붙이고 다리를 곱게 폅니다.

여자는 발앞꿈치를 붙이고 남자는 11시와 1시 방향으로 발끝을 섭니다.

발바닥은 땅에서 잡아당기는 기분을 느낍니다.

튀어 나가서는 안 되지요.

하지만 현실에서는 이런 교과서적인 똑바름은 거의 존재하지 않습니다. 그런데도 우리는 똑바르기 위해서 노력해야 합니다. 몸은 누구나 나만의 균형을 가지고 있거든요. 몸도 마음도 똑바름을 추구해야 합니다. 그래야 건강한 몸을 유지할 수 있지요.

중용을 알고 계신가요? 중용의 중은 딱 가운데이거나 적중하는 것만을 의미하지는 않습니다. 중에 대한 의미를 우리는 어느 정도 느끼고 있습니다. 더도 말고 덜도 말고 중간만 가라고 할 때, 중간이 진짜 중간을 의미하는 건 아닐 테니까요.

저는 몸과 마음에도 중용이 필요하다고 생각합니다. 딱 잘라서 정확한 똑바름은 없을지라도 몸이 마치 줄타기를 하듯, 균형을 잡을 수 있는 정도의 바름은 유지해야 합니다.

그리고 그것은 마음의 바름도 함께 유지할 때 잘 이뤄집니다. **내가 가지고 있는 생각과 마음이, 자세에 그대로 드러납니다. 그러니 반대로 내가 가지고 있는 자세로 마음을 일으킬 수도 있겠지요. 자세의 바름은 나를 일으켜 세웁니다.**

그럼 나를 어떻게 바로 세울까요? 귀에서부터 선을 그어서 내려다봐야 할까요? 양쪽 발에 힘을 똑같이 실어서 그걸 유지해야 할까요?

바른 자세를 잡는 방법은 여러 가지가 있지만, 쉽게 설명하면 조금 잘난 척 으스대는 폼으로 당당하게 어깨를 펴는 것입니다. 일을 할 때

50부터는 알아서 척척, 건강해지는 착한 몸은 없다

· 바른 자세와 반드시 교정해야 할 잘못된 자세 ·

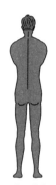 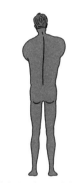 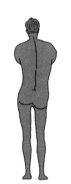 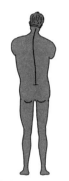 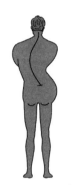

| 바른 자세 | 어깨 한쪽이 높은 자세 | 엉치뼈 한쪽이 높은 자세 | 목이 한쪽으로 기운 자세 | 심한 스콜리언스 자세 |

는 온몸의 신경들이 긴장하지요. 그러다 보면 몸은 앞으로 향하고, 어깨는 구부정해지고, 등은 엉거주춤한 모양이 됩니다. 그러니 정반대로 하면 됩니다. 그럼 앞으로 쏠리기만 했던 몸과 마음이 조금의 여유를 가질 수 있습니다.

조금 잘난 척 으스대는 폼으로 당당하게 어깨를 펴는 것에서, 조금 더 구체적으로 척추를 바로 세워보도록 하겠습니다. 앞에서 똥꼬에 힘주는 자세를 알려드렸으니, 그걸 찬찬히 뜯어서 설명해드릴게요.

- 양발이 앞을 보고 있고, 무릎 또한 발과 같은 방향을 향합니다.
- 골반도 한쪽으로 틀어지지 않게 앞을 보고, 그 위에 척추가 S자 모양을 그리면서 하나씩 쌓아져 있습니다.

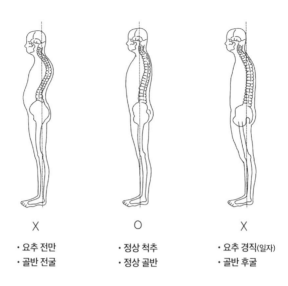

X	O	X
· 요추 전만	· 정상 척추	· 요추 경직(일자)
· 골반 전굴	· 정상 골반	· 골반 후굴

· 복부는 뒤로 좀 들어가고, 가슴과 어깨는 서로 멀어지듯 넓어져 있습니다.

· 어깨와 목에는 힘이 들어가지 않고, 머리는 그 위에 얹혀 있습니다.

· 마치 머리 위에서 누군가 잡아당기듯, 턱이 살짝 당겨져 있습니다.

모든 운동의 기본은 균형에서 시작합니다. 너무 앞으로 가거나 뒤로 가지 않고, 너무 오른쪽이나 왼쪽으로 치우치지 않는 것이지요. 그런 균형이 유지될 때, 몸과 마음은 피로를 느끼지 않게 되고요.

그게 바로 몸의 중용입니다. 우리가 취해야 하는 바른 자세지요. 그렇다고 중용의 시작을 어렵게 생각하지는 말아주세요. '똥꼬의 힘을 준다'로 시작해도 되고요. 잘 모르겠다면 '조금 잘난 척 으스대는 폼으로 당당하게 어깨를 펴는 것'으로 시작해도 좋습니다. 첫발이 중요하니까요.

오늘 당신은 어떤 자세로 하루를 시작했나요? 당신의 마음은요? 지금 당장 당신의 자세를 한 번 봐주세요. 지금이요!

숨쉬세요, 숨!

- **마음이 숨 막히면 몸의 숨도 막힌다.**
짧은 호흡 여러 번보다 길게 하는 호흡을 연습하라.

숨이 꽉 차도록 온몸으로 숨쉬기를 해본 적 있나요? 가슴이 터질듯이 온몸으로 숨을 들이쉬고 내쉰 게 언제가 마지막이었나요? 당신의 숨쉬기는 어떤가요?

우리의 삶은 숨으로 가득 차 있습니다. 숨을 들이쉬거나 내쉬어야 하지요. 숨은 생명 유지의 기본입니다. 단 5분만 공기가 없어도 우리는 생존이 불가능합니다. 그러나 숨쉬기란 단지 공기의 순환만을 의미하는 건 아닙니다.

우리가 괴롭고 힘들 때, 숨 막힌다는 이야기를 많이 하지요? 상황이 그럴 수도 있고, 사람이 그럴 수도 있지요. 그럴 때 숨이 통하지 않는다고 합니다. 공황장애를 알고 있나요? 공황장애 증상들은 심장이 두 근거린다, 숨을 못 쉴 것 같은 느낌이 든다, 질식할 거 같다, 가슴에 통증이 있거나 압박감이 든다 등 숨과 관련된 증상을 많이 포함하고 있습니다. 갑작스럽게 숨이 막히는 거죠.

우리는 언제 숨이 막힐까요? 우리를 숨 막히게 하는 것들이 너무 많아서 하나하나 셀 수가 없지요. 그러나 단순하게 말하면 물리적으로는 압박감이 들 때입니다. 나를 사정없이 누르는 겁니다. 그럼 나도 모르게 숨쉬기가 어려워지죠.

숨을 코에서 배로 끌어들이는데, 가득 차면 멈추고 여력이 있으면 더 들이마신다. 오래되어 숨이 답답해지면 입으로 숨을 조금씩 뱉는다. 한참 뒤에 코로 조금씩 공기를 들이마시고 앞의 방법대로 숨을 뱉는다.

숨을 참고서 귀에는 들리지 않게 마음속으로 1,000까지 세면 거의 신선의 경지에 이른 것이다.

-《동의보감》〈숨을 고르는 비결, 調氣訣〉

동의보감에 쓰인 숨쉬기에 관한 내용입니다. 숨은 코로 쉽니다. 코는 냄새를 맡는 역할을 하지만, 그전에 몸으로 들어오는 공기를 데워 주고 걸러 주는 역할도 하고 있습니다. 입이 음식의 문이라면 코는 공기의 문입니다.

공기는 폐를 채우고 거기에서 이산화탄소와 산소의 교환이 일어납니다. 그래서 폐에 공기를 잘 채우는 게 중요합니다. 그런데 가슴만 사용해서는 폐를 가득 채울 수 없지요. 폐에 공기를 가득 채우려면 배를 이용해야 합니다.

실제 복식호흡을 한다고 해서 배로 공기가 들어가는 건 아닙니다. 하지만 복부를 이용해서 호흡하면 횡격막을 최대한 끌어당겨 흉곽을 넓히는 역할을 합니다. 자연스레 배의 공간도 늘어나면서 흉부의 공간도 넓어지게 되지요. 그럼 늘어난 공간만큼 가슴에 더 많은 공기를 들이마시게 됩니다.

호흡도 연습이 필요합니다. 보디빌더 선수가 운동할 때 최대 힘까지 사용하는 이유는 근육을 키우기 위해서입니다. 호흡근들에게도 이런

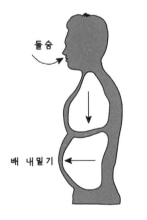

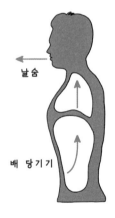

● 50부터는 알아서 척척, 건강해지는 착한 몸은 없다

운동이 필요합니다. 그래야 더 큰 호흡이 필요할 때 사용할 수 있으니까요.

호흡 운동을 하지 않은 사람들은 어느 순간 작은 호흡밖에는 유지할 수 없지요. 그러니 최대한 들이쉬고 내쉬는 연습을 해야 합니다. 들이쉰 만큼 내쉼이 중요합니다. 내쉼도 최대를 해보세요. 배를 쥐어짜고, 어깨를 바닥으로 보내는 느낌이 들 겁니다. 그럼 마지막 숨까지 짜내게 되지요. 그러고 나서, 다시 숨을 들이쉽니다.

이때 중요한 게 숨쉬기 속도입니다. 동의보감에는 최고의 경지에 오른 숨쉬기에 대해 이렇게 쓰여 있습니다.

신神을 조화롭게 하고 기를 이끄는 방법은 다음과 같다. 밀실에서 문을 닫고 침상을 편안하게 놓고 좌석을 따뜻하게 한다. 베개를 2.5촌약 7.6cm 높이로 하고 바로 누워 눈을 감고 가슴속에서 숨을 참는데, 기러기 털을 콧구멍에 붙여 놓고 300번을 호흡하되 움직이지 않도록 한다.

이때 귀로는 들리는 바가 없고, 눈으로는 보이는 바가 없으며, 마음으로는 생각하는 바가 없도록 한다. 이렇게 하면 추위와 더위가 들어오지 못하고, 벌이나 전갈의 독도 해를 끼칠 수 없으며, 360살까지 살게 된다. 이것은 진인眞人과 비교될 수 있는 경지다.

－《동의보감》〈숨을 고르는 비결, 調氣訣〉

숨이 가득 들어갈 때와 나올 때 기러기 털이 움직이지 않을 정도의 호흡이라니, 정말 신선이 된 듯합니다. 하지만 그 정도의 수준은 아니더라도 천천히 하는 호흡이, 우리에게는 몸 전체를 환기시키는 호흡이 될 겁니다.

폐포로 들어가는 산소가 혈관의 이산화탄소와 교환되어서 나오는 것이 호흡의 핵심이라면, 교환의 시간을 줘야 합니다. 교환을 위한 시간을 준다는 의미에서 한 호흡을 길게 하는 것이 중요합니다. 그러니 깊이 숨을 쉬는 겁니다. **짧은 호흡 여러 번보다 한 번의 긴 호흡을 가지는 것, 그것이 핵심입니다.**

동의보감에서처럼 귀로는 들리는 바가 없고, 눈으로는 보이는 바가 없으며, 마음으로는 생각하는 바가 없도록 하는 호흡은 지금 나의 호

· 폐포와 모세혈관 사이의 가스 교환 ·

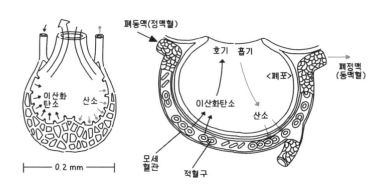

● 50부터는 알아서 척척, 건강해지는 착한 몸은 없다

흡에 온전히 집중하게 합니다. 이렇게 길게 깃털도 흔들리지 않게 하려면 호흡에 집중하지 않을 수가 없겠지요.

호흡에 집중하게 되면 온 마음을 호흡이라는 하나의 행위에 두고, 숨과 숨 사이에 나를 머물게 합니다. 사람이 살았는지 죽었는지 보려면, 호흡부터 확인하지요. 그러니 당신의 호흡으로 살아있음을 온전히 느끼기 바랍니다. 호흡에 온전히 집중하면서 말이지요.

이런 숨쉬기는 우리의 몸과 마음을 쉬게 합니다. 그러니, 오늘도 숨막히게 바쁜 하루를 살아온 당신에게 쉼을 선물해주세요. 지금 여기 당신의 호흡으로 말이지요.

나를 살리는 건강 호흡

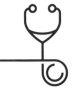

● 호흡은 나이를 먹을수록, 심폐 질환이 생길수록 짧아지고 거칠어진다.
건강을 유지하기 위해서는 호흡을
최대한 천천히 깊이 들이쉬고, 완전히 내쉬어야 한다.

호흡에 대한 이야기를 책 전체에 걸쳐서 여러 곳에서 했습니다. 매일 하는 숨쉬기고 한 순간도 숨을 쉬지 않으면 죽는데도, 호흡을 배워야 한다니 아이러니합니다.

나이가 들수록 호흡은 점점 짧아지고, 짧을수록 머리는 더 멍해져 갑니다. 다양한 호흡법들이 있지만 여기선 제가 하고 있는 호흡법에 대해서 소개하고, 함께했으면 합니다.

첫 번째 원칙은 '길게 쉰다'입니다.

한숨이 최대한 길어질 겁니다. 동의보감에서도 긴 호흡을 원칙으로 하고 있습니다. 거기다 긴 호흡을 하려면 복식호흡을 할 수밖에 없지요. 최근에는 이산화탄소 양이 사람의 건강에 영향을 끼친다고도 이야기합니다. 그래서 평균 이산화탄소 양을 유지하기 위해서 긴 호흡을 해야 한다고 말이죠.

호흡은 나이를 먹을수록 짧아지고, 심폐 질환이 생길수록 더 짧아지고 거칠어집니다. 거기다 긴장할수록 호흡은 가빠지고 짧아지죠. 운동할 때와는 좀 다릅니다. 운동하면 최대한 깊게 들이쉬려고 노력하거든요. 온몸을 다 써서 호흡하지요.

긴 호흡을 위해서는 천천히 들이쉬고 내쉬도록 할 겁니다. 최대한 천천히 깊이 들이쉬고, 천천히 완전히 내 쉴 겁니다. 그럼 복부를 사용하게 되는데요. 숨을 들이쉴 때 배가 볼록해지고 내쉴 때 배가 납작해질 겁니다.

두 번째 원칙은 '코로 쉰다'입니다.

코는 폐로 들어가는 공기를 데우고 불순물을 걸러 줍니다. 필터와 같은 역할을 하지요. 당연히 들이쉬는 건 코로 하는 게 좋죠. 항상 논의 대상이 되는 것은 입으로 내쉬느냐 코로 내쉬느냐 하는 겁니다. 저는 코로 내쉬는 걸 추천하는 편입니다. 천천히 들이쉬고 천천히 내쉴 건데, 나가기 편하거나 들이쉬기 편하다면 잘 안 되겠지요?

그리고 입으로 숨쉬는 사람일수록 차츰 구강 구조가 변합니다. 특히 아이들이라면 아데노이드 비대증의 경우 코로 숨쉬기가 힘들어 입으로 숨쉬다 보면, 턱이 후퇴되어 아데노이드형 얼굴을 가지게 됩니다.

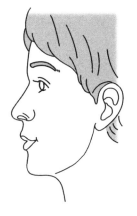
· 정상의 이상적인 얼굴 ·

입술을 가볍게 다물고 코로 편하게 숨쉽니다.

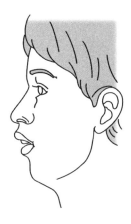
· 입으로 숨쉬는 얼굴 ·

평소에 입을 벌려 입술이 들려 있고, 부은 듯 나와 있습니다. 코가 막히고 턱이 뒤로 들어가 있습니다.

그러니 예쁜 얼굴을 위해서라도 입은 닫고 코로 숨쉬세요.

세 번째 원칙은 '온몸을 이용한다'입니다.

복식호흡을 어려워하는 분들이 많습니다. 심지어 거꾸로 하는 분들도 있지요. 흉식호흡을 하는 건 집중도를 올릴 때 도움이 됩니다. 그래서 호흡법 중에서 집중도를 올리거나 할 때 자주 사용하지요. 하지만 저는 여러분이 편안했으면 좋겠습니다.

그래서 편안해지는 호흡이자 가장 기본으로 돌아가는 호흡을 할 겁니다. 아이들이 숨쉬듯 말이죠.

호흡하면 자연스럽게 가슴과 등이 커집니다. 그리고 횡격막은 내려

● 50부터는 알아서 척척, 건강해지는 착한 몸은 없다

가죠. 거기서 더 호흡을 들이쉬면 배까지 볼록해집니다. 마치 개구리가 몸을 불리듯 말이죠. 내 몸통이 전부 커지는 겁니다. 그리고 숨을 내쉴 때는 몸통이 전부 작아집니다.

그리고 여기에 추가해서 저는 괄약근 운동을 함께합니다. 숨을 들이쉴 땐 괄약근을 풀었다가, 숨을 내쉴 때는 괄약근까지 꽉 조이면서 몸에 있는 숨이 한 톨도 남지 않도록 합니다.

이렇게 호흡하면 살이 빠지는 느낌이 납니다. 땀도 나고 복근이 힘듭니다. 심지어 너무 힘들여 하다 보면 어지럽기까지 합니다. 그러니 꼭 천천히 하세요. 그리고 호흡에 온 정신을 집중해주세요.

온몸 숨쉬기를 하다 보면 숨이 좌우 한쪽은 잘 들어가는 느낌이고, 한쪽은 마치 찌그러진 풍선이 펴지듯 잘 안 들어가는 느낌이 있을 수도 있습니다. 몸의 균형이 맞지 않으면 그렇죠._{저도 그래요. 절대 이상한 일이 아닙니다.} _{걱정하지 말아요.} 그러면 균형을 맞추기 위해서라도 신경써주세요. 양쪽 복부, 흉곽, 등이 같이 부풀고 줄어들 수 있게 말이죠.

몸이 균형을 잃어가는 순간뿐 아니라 균형을 다시 잡아가는 순간에도 어지러움이 나타날 수 있습니다.

명현 현상이라고 하지요. 몸이 좋아질 때 순간적으로 불편함이 올라가는 증상을 말합니다. 명현은 변화가 있을 때 나타나는 몸의 반응입니다. 불편이 더 늘어나는 것이 아니라 줄어드는 방향으로 가고 있다면, 그 변화는 긍정적입니다. 시도해보고 나에게 맞는 방법을 하나씩 찾아보세요.

우선은 길게 숨쉬기를 먼저 하고, 괜찮으면 그다음에는 코로만 숨쉬기를 같이하세요. 그리고 더 잘 할 수 있겠다 생각이 들면 온몸을 이용한 숨쉬기까지 하는 겁니다. 그렇게 하나씩 늘어나다 보면 자연스럽게 건강한 숨쉬기 방법을 알게 될 겁니다. 그리고 숨만 잘 쉬어도 내 삶이 더 가벼워진다는 걸 느낄 거예요. 오늘도 숨 잘 쉬는 하루 보내세요.

내 나이가 어때서?

● 나이를 먹어 몸이 약해진다고 생각하지만,
실제 몸은 나이를 먹을수록 점점 '내 생활'에 최적화된다.
그래서 나이를 먹는다는 것은 가장 최상의 '나가 되는 길'이다.

우리에게 나이는 어떤 의미일까요? '나잇값 좀 해라, 나잇살이 들었나
봐, 아이고 내 나이가 몇인데' 이런 나이와 관련된 말들을 들어보면 나
이가 우리에게 주는 게 짐인 듯해 맘이 무겁기도 합니다.

나잇값이라는 말이 참 재미있습니다. 나이에 값어치가 있다는 듯 느
껴지니까 말이죠. 하지만 나잇값 하라는 말은 지탄의 의미로 많이 쓰
입니다. 누군가 나이에 맞지 않는 철없는 행동을 할 때 자주 하는 말이
거든요. 계절에 맞지 않게 꽃이 피거나 잎이 날 때, 우리는 철없다는
이야기를 하지요.

'祖死父死子死孫死.'

'할아버지가 죽고, 아버지가 죽고, 자식이 죽고, 손자가 죽는다.'

죽는다는 것은 슬픈 일이지만, 한편으로 생각하면 이 말은 가장 행복한 말이기도 합니다. 질서 있게 죽는 것이 큰 복이기 때문입니다. 할아버지보다 아버지가 먼저 죽고, 아버지보다 아들이 먼저 죽는다면 그처럼 슬픈 일은 없으니까요. 자연의 질서 속에 순응할 때, 사람의 삶은 후회가 적습니다.

우리에게 나이는 '때시간'를 나타냅니다. 나라는 사람이 얼마만큼의 시간을 살아왔는지를 보여주고, 나의 길에서 내가 어디에 있는지 보여줄 수 있는 하나의 지표지요.

우리는 '세대'를 규정하고 이름을 붙입니다. 최근에는 MZ세대라는 말이 유행했고 그전에는 X세대, 386세대 등 그 나이 때별로 가지고 있는 특징으로 세대를 묶습니다. 한 세대는 30년을 기준으로 한다고 하지요. 나의 부모, 나, 나의 아이의 나이 차이가 대체로 그러하지요. 그러나 X세대, 386세대, MZ세대로 사는 우리는 이제 세대가 더 짧아졌다고 느낍니다.

저는 사람의 나이는 '몸으로 기억하는 시간의 변화'라고 칭하고 싶습니다. 나의 시간은 내 생명의 시간입니다. 내 몸 세포들의 생사가 이어지는 시간이고, 이에 따라서 우리는 변화하지요.

생로병사가 여기서 나옵니다. 사람의 시간 변화는 생에서 사로 갑니다. 이 사실은 절대 불변이지요. 그리고 늙고 병드는 것이 그 중간의 과정입니다.

《영추경》에 다음과 같이 나온다. "황제가 기의 성쇠에 대해 물으니, 기백이 말하기를 '사람은 10세가 되어야 오장이 자리잡기 시작하고 혈기가 비로소 통하게 됩니다. 이때는 진기眞氣가 아래에 있기 때문에 달리기를 좋아합니다. 20세에 비로소 혈기가 성해지고 기육이 한창 자라기 때문에 빨리 걷기를 좋아합니다. 30세에는 오장이 크게 안정되고 기육이 든든해지며 혈맥이 성하여 충만해지므로 걷기를 좋아합니다. 40세에는 오장육부와 십이경맥이 크게 성하여 고르게 되고 안정되지만 주리가 성글어지기 시작하며 윤기가 사라지고 머리털이 희끗희끗해집니다. 이때는 기혈이 고르게 되고 성해져서 요동하지 않기 때문에 앉기를 좋아합니다. 50세에는 간기가 쇠하기 시작하여 간엽이 얇아지며 담즙이 줄어들기 때문에 눈이 어두워집니다. 60세에는 심기가 쇠하기 시작하여 자주 슬퍼하고 혈기가 흐트러지므로 눕기를 좋아합니다. 70세에는 비기가 허하기 때문에 피부가 마릅니다. 80세에는 폐기가 쇠하여 백魄이 떠나므로 말할 때 실수를 자주합니다. 90세에는 신기腎氣가 말라붙어 사장四藏의 경맥이 텅 비어집니다. 100세에는 오장이 모두 비어 신기神氣가 떠나가고 형체만 남아 죽게 됩니다'라고 하였다."

–《동의보감》〈기의 성쇠, 人氣盛衰〉

동의보감에 나오는 나이에 따른 사람의 변화입니다. 생사 사이에 우리 몸에서 어떤 변화들이 자연스럽게 일어나는지를 보여주죠. 그리고 나이에 맞는 자연스러움을 느낄 수 있습니다.

누구나 같은 속도로 변화하지는 않습니다. 사람마다 더 약한 곳이 있고 더 뛰어난 부분이 있습니다. 노화와 상관없이 사고를 당하거나 하면 또 다른 변수가 생겨서 고통을 주고, 그 때문에 노화가 빨라질 수도 있겠지요.

하지만 동의보감을 통해 느껴야 할 것은 우리가 유한한 존재로, 변화를 겪는 것이 당연하다는 사실입니다. 우리는 자연스럽게 변화합니다. 자연스럽게 늙어가는 겁니다. 모든 생명과 모든 자연은 늙습니다. 심지어 태양도 늙고 지구도 늙지요. 자연을 거스를 수는 없습니다. 그렇지만 우리는 나이를 늙음老의 관점에서만 봐서는 안 됩니다.

우리의 몸은 나이를 먹고 약해진다고 생각하기 쉽지만, 실제 몸은 나이를 먹을수록 점점 내 생활에 최적화됩니다. 내 몸은 내가 살아온 결과물인 것이지요. 내가 하는 하루의 생각, 표정, 행동 등 모든 활동의 산물입니다.

우리의 몸이 나이를 먹고 나에게 '익숙'해지면, 삶에 대해서 이해도가 깊어지고 넓어지게 됩니다. 그래서 나이를 먹는다는 것은 가장 최상의 나가 되는 길이라고 생각합니다. 나를 키우는 일이죠.

나의 마음은 나무와 같아서 나이테를 갖는 것처럼 느껴집니다. 마음

● 50부터는 알아서 척척, 건강해지는 착한 몸은 없다

이 가지는 나이테에는 봄, 여름, 가을, 겨울이 묻어 있습니다. 엄혹한 현실 속에서 상처 입은 내가 거기에 있고, 따뜻한 바람이 불듯 따뜻한 마음을 만났던 시간도 거기에 있습니다.

우리의 나이는 내 몸 곳곳에 흔적을 남기고 나를 더 나답게 합니다. 우리가 우리답지 못했던 시간, 우리가 우리를 사랑하고 보듬어 주지 못한 시간들이 상처로 남아 나를 아프게 할 수 있지만, 우리는 또 그 시간을 온전히 안고 하나의 아름다운 나이테를 만들었습니다.

당신은 어떤 나이테를 가진 사람인가요?

다양한 다이어트 방법들

다양한 다이어트 방법들이 우리 주변에 널려 있습니다. 원푸드, 저탄고지, 앳킨스, 팔레오, 생채식, 자연 치유식, 로푸드, 렉틴프리 등 제가 들어본 것만 해도 수십 가지는 되는 거 같습니다.

다이어트마다 비슷한 듯 다르게 다양한 정보를 전해줍니다. 각각의 방법이 모두 긍정적인 효과를 보였다고 하니, 다이어트할 때 무엇을 따라야 할지 고민이 됩니다. 그래서 각각의 다이어트 방법들을 간단하게 정리했고, 긍정적인 부분들을 함께 이야기해볼까 합니다.

먼저 요즘 가장 핫한 저탄고지 다이어트에 대해서 이야기해보겠습니다. 저탄고지와 앳킨스 다이어트는 결이 유사합니다. 실제 고지방 식이를 통해서 탄수화물 줄이기를 강조하고 있거든요. 거기서 차이가 나는 것은 탄수화물 양의 변화나 퍼센트 정도고, 또는 단백질 양의 제한이 있느냐 없느냐 하는 정도입니다.

저탄고지 다이어트를 하기 위해서는 케토시스가 무엇인지 알아야 합니

• 50부터는 알아서 척척, 건강해지는 착한 몸은 없다

다. 케토시스는 탄수화물 섭취가 매우 적을 때 발생하는 현상입니다. 케토시스는 신진 대사의 자연스러운 부분입니다. 케토시스가 발생하면 인슐린 수치가 낮아지고 몸에서는 에너지를 제공받기 위해 지방을 사용합니다. 이 지방은 일부가 간으로 들어가 케톤체로 바뀝니다.

저탄고지 다이어트를 하기 위해서는 본인의 몸을 케토시스 대사 상태로 만들어야 합니다. 극도로 저탄수화물 및 고지방 식단을 고수해야 하지요. 몸이 케토시스 대사 상태가 되면 체지방을 태우는 데 더 효율적으로 적응하기 시작합니다. 케토시스가 되는 동안 뇌와 근육은 탄수화물 대신 지방과 케톤체를 태우게 됩니다.

몸이 1번으로 사용하는 영양소가 당인데 당이 줄고 나면, 어쩔 수 없이 단백질과 지방을 부숴 사용하면서 나타나는 현상이지요. 그래서 저탄고지의 핵심은 고지방이 아니라 저탄수화물입니다. 그러다 보니 당의 양을 몸에 제한하게 되고 나머지 식사를 지방과 식이섬유가 풍부한 채소와 당이 없는 과일, 단백질로 챙기게 되는 것이지요.

저탄고지와 앳킨스 다이어트의 차이는 '탄수화물 제한을 그대로 유지하는가'와 '단백질을 제한하는가' 여부에 따라서 달라집니다.

앳킨스 다이어트는 처음에는 탄수화물을 극도로 줄였다가 조금씩 늘려서, 자신의 몸에 맞는 탄수화물의 양을 찾아가는 것을 목표로 하고 있습니다. 그 외에 지방 함량이 높으면서 단백질을 맘껏 먹을 수 있고, 탄수화물의 양이 조금씩 늘어나서 자신만의 균형을 찾는 방법이라는 데 장점이 있습니다.

저탄고지의 경우에는 탄수화물은 물론 단백질도 제한합니다. 단백질식이의 문제점으로 단백질 소화에 인슐린을 사용해야 한다는 것과 단백질 소화로 인해서 요산의 배출이 몸에 부담이 될 수 있다는 점들이 꼽고 있습니다. 대신 지방을 60~70%까지 늘려야 하기 때문에 건강한 지방인 코코넛오일, 버터, 올리브오일, 아보카도 등 육식 외의 지방을 섭취해야 합니다.

무엇보다 식사에서 탄수화물을 10~20% 내외로 줄여야 하지요. 그리고 케토시스 상태를 계속 유지하기 위해선 계속해서 당을 제한해야 합니다. 그러다 보니 둘의 단점은 케토시스가 나타났을 때 몸에 나타나는 부작용들이지요. 배변의 불편감으로 변비나 설사가 생길 수도 있고 입 냄새, 기력 저하, 두통, 근육 경련들을 겪을 수 있습니다.

몸이 기아 상태에서 나타나는 반응과 유사합니다. 케톤체가 몸에 늘어날 때의 반응이지요. 그렇지만 이런 반응을 저탄고지에서 나타나는 명현현상으로 이야기하는 경우가 많습니다. 시간이 지나면 몸이 적응한다고 말이지요.

팔레오 다이어트의 중심 구호는 '자연식을 먹자'입니다. 팔레오 다이어트의 경우 우리가 구석기 시대에 살고 있다고 생각하고 음식 먹기를 권하고 있지요. 현대인이나 구석기인이나 몸에는 차이가 없으니, 그들과 비슷하게 먹자는 것이지요.

마치 사냥한 것처럼 단백질을 30% 정도로 늘리고, 채집한 것처럼 탄수화물을 30~40%로 줄이고, 식이섬유를 과일과 채소에서 얻고, 좋은 지방을 섭취하며, 음식에서 나트륨 줄이기를 권합니다. 물론 주류주로 곡류에서 발효

● 50부터는 알아서 척척, 건강해지는 착한 몸은 없다

와 커피 등의 음료 섭취도 제한하지요.

팔레오 다이어트의 경우 탄수화물의 종류에서 통곡물보다는 과일을 권하고 있다는 점과 단백질의 양을 늘려서 식사할 것에 대해서 집중적으로 강조하고 있습니다.

자연식물식whole food pant based diet**은 고기, 계란, 생선, 우유, 각종 기름을 먹지 않고 자연 그대로의 식물만 먹는 채식이라고 할 수 있습니다. 과일, 채소를 주로 먹고 통곡물을 추가하는 방식입니다**맥두걸 박사의 자연식물식.

동물성 식품은 모두 제한하고 식사에서 기름을 모두 제거합니다. 특히 씨앗류도 기름으로 여기고 뺍니다. 곡물은 통곡물, 콩, 감자, 고구마를 섭취하고 채소를 식사의 $\frac{1}{3}$로 채웁니다. 그리고 요리하지 않고 먹죠. 이런 방법은 로푸드 다이어트, 생채식과 비슷합니다.

주장하는 사람마다 조금씩 다른 점은 '통곡물, 콩, 녹말 식품감자, 고구마 등을 먹어도 되는가?', '과일과 채소만을 먹어야 하는가?' 등입니다. 다이어트 방법들은 대부분 생식에 가깝게 식사하도록 되어 있고, 지방을 제한한다는 점이 많이 유사하지요. 그래서 대체로 탄수화물 80%, 지방과 단백질을 각각 10%로 식사하도록 구성되어 있습니다.

렉틴프리 다이어트의 경우《플랜트 패러독스》라는 책을 통해서 알려졌습니다. 이 책에서는 우리가 간과하고 있는 식물의 독성에 대해 이야기합니다.

식물은 자신을 지키기 위해서 독을 지니고 있고, 그 독들이 우리를 아프게 한다고 이야기하지요. 그래서 **독성이 있는 음식을 피하고 화학 물질이**

들어간 것을 피하라고 주장합니다. 통곡물, 콩, 가지과식물토마토, 가지, 고추, 감자과 씨앗이 많은 식물호박, 멜론, 오이 등, 인공 조미료, 설탕, 오메가 6 지방산을 피할 것을 추천합니다.

채소는 마음껏 먹되 단백질은 230g 이하로 제한하고, 방목하여 기른 가축을 먹도록 합니다. 지방과 기름은 먹도록 하되 통곡물을 제한하도록 합니다. 목표는 식물의 독성과 화학 물질을 피하는 것이지요. 그러다 보니 앞에서 이야기했던 다른 다이어트들과는 다르게 느껴집니다.

간헐적 단식도 다이어트 방법의 하나로서 다양한 시간 동안 단식으로 체중을 조절하는 것을 목표로 합니다. 하루 중에 금식할 수 있도록 16:8 단식16시간 공복과 12시간 단식 등이 있고, 하루는 먹고 하루는 단식하는 경우도 있

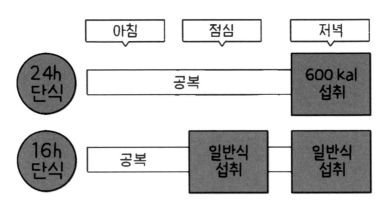

· 간헐적 단식 방법 ·

일주일 동안 24시간 단식 2번, 16시간 단식 3~5번
※ 식사 외의 간식은 모두 끊고, 폭식은 절대 금물!

고, 일주일을 기준으로 5일은 식사하고 2일을 굶거나, 한 달을 기준으로 3일간 단식하는 경우도 있습니다.

여러 날 단식할 경우 하루에 600Kcal 이하로 제한하여 식사하며, 먹는 식사의 종류를 제한하지 않는다는 데 장점이 있습니다. 그렇기 때문에 항상 폭식하지 않도록 주의해야 하지요.

그 외에도 다양한 다이어트 방법들이 있지만 최근 유행했던 다이어트 방법들 위주로 소개했습니다. 다이어트는 알면 알수록, 뭘 해야 할지 모르겠다는 생각이 많이 들지요. 그래서 다시 고민하면서 조금 더 좋은 식사를 찾아가는 사람들이 있습니다.

그중에서 소개하고 싶은 사람이 '방탄 커피'를 처음 만들었다는 '데이브 아스프리'입니다. 《최강의 식사》라는 책에서 다양한 다이어트 방법에 대한 시도로 자기만의 방법을 구축했습니다.

그가 하는 식사법은 저탄고지를 기본으로 하되 단백질과 탄수화물에 대한 식사는 시간을 나눠서 하고, 간헐적 단식을 권합니다. 신선한 과일과 야채, 건강한 지방, 건강한 고기를 고집하지요.

그의 식사법에 대해서 제일 마지막에 이야기한 이유는 그의 책에서 제가 가장 공감했던 부분 때문입니다. 다이어트에서 제일 중요한 점은 나에게 먹는 것이 어떤 영향을 끼치는지 알고, 식사를 정해야 한다는 것이었습니다.

모든 다이어트 방법들은 큰 문맥을 같이합니다. 꼭 건강한 식재료로 식사하고, 가공식품을 멀리하고, 너무 많이 먹지 말고, 좀 더 자연에 가깝게 하라

는 것이지요. 저는 그걸 기반으로 자신에게 더 맞는 방법에 대해서 고민해야 한다고 이야기하고 싶습니다.

다이어트는 의지력만으로 할 수 없습니다. 다이어트는 습관이지요. 식습관에서 내가 할 수 있는 방법이 있다면 따라 하는 겁니다. 이미 하고 있는 식사에서 가공식품을 먼저 빼는 걸 시작해도 좋겠네요. 지방식이 더 맞는다면 탄수화물을 줄이면서 지방식을 시도해보고, 자연식이 더 맞다면 과일과 채소를 더 자주 먹으면 좋겠지요.

중요한 것은 건강한 과일, 채소, 지방입니다. 건강한 재료로 만든 건강한 식사 말이지요. 재료 하나하나가 몸을 이룬다는 점을 꼭 기억하세요. 그래서 음식의 노예가 아니라, 주인이 될 수 있었으면 좋겠습니다.

● 50부터는 알아서 척척, 건강해지는 착한 몸은 없다

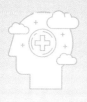

나 잘 먹이고,
잘 싸는 법

제2차 세계대전 당시, 독일군의 공습으로 런던은 폭격을 당했고, 수많은 전쟁고아들이 생겼습니다. 영국 정부에서는 아이들을 모아서 임시 보호 시설을 마련했습니다. 그리고는 영국의 소아과, 정신과 의사인 위니캇에게 현재 상황에서 아이들을 위해 반드시 해줘야 할 최소한의 조치에 대해 조언을 구했지요.

위니캇은 양질의 식사를 제때에 제공해주는 것이 가장 중요하다고 강조했습니다. 그가 설명한 식사의 목적은 신체적 건강을 넘어, 정서적인 안정감을 제공하는 데 있습니다. 따뜻한 식사를 한다는 것은 따뜻한 감정을 먹는 것이지요. 가장 간단하지만 가장 효과적으로, 나 자신을 돌봐 줄 수 있는 비결입니다.

잘 먹는다는 건 뭘까요? 우리는 왜 잘 먹어야 할까요? 아이는 맛있는 것만 먹고 싶은데 엄마는 자꾸 야채를 먹이고 싶어 하지요. 햄을 먹고 싶다는 애들한테 꾸역꾸역 야채를 갈아서 먹이고, 다져서 먹이고, 안 보이게 해서 먹이지요. 왜 그럴까요? 야채를 먹으면 뽀빠이라도 되나요?

어렸을 땐 부모님이 해주는 집밥을 먹고 살다가, 사회생활을 하면서 밖에서 먹는 일이 많아집니다. 그렇게 밖에서 먹는 일이 많아지면서 하나씩 새롭게 느끼는 것들이 있지요. 배는 부른데 마음이 부르지 않다는 걸 말이죠. 소화가 안 되고 기분이 나쁜, 먹을 땐 좋았는데 조금 있으면 피곤한, 칼로리는 채웠는데 에너지는 채우지 못한 것 같은 느낌이 듭니다.

그래서 다시 집밥으로 돌아가기도 하고, 몸에 좋다는 거 찾아다니기도 하지요. 뭔가 아닌 거 같거든요. 편의점에서 끼니를 때울 순 있겠지만 평생 이걸 먹어도 될까를 생각하지요. 맛있는 간식으로 한끼를 때우면, 배는 어느 정도 찼는데 헛헛하다는 기분이 듭니다. 이렇게 사람들은 잘 먹고 있지 못하단 사실을 인지합니다. 그리고 잘 먹는 방법을 찾으러 다니곤 하지요.

그런데 맛있는 음식은 너무나 유혹적이고, 사람들이 건강하게 먹어야 한다는 식단은 너무나 고역인 경우가 많지요. 좋아하는 것도 아니고요. 그럼 우리는 그 사이를 매번 널뛰기합니다. 어떤 날은 꾹 참고 몸에 좋은 걸 먹다가, 어떤 날은 고삐 풀린 망아지처럼 폭식을 합니다. 그리고 죄책감을 느끼지요.

죄책감 없이 맛있게 먹으면서 건강할 방법은 없을까요? 저는 그게 항상 의문이었습니다. 그리고 방법을 찾고 싶었죠. 요즘엔 먹는 게 흔해져서 먹어야 산다는 마음으로 뭘 먹지는 않지요. 맛을 음미하고, 즐기고, 먹고 나면 기분이 좋아지려고 음식을 찾습니다. 그래서 맛집에 더 열광하고 먹방을 보면서 대리 만족을 하지요.

그래서인지 점점 더 맛있는 것을 찾으려고 혈안이 되어 있습니다. 먹으려고 먼 곳을 갑니다. 먹으려고 돈을 벌고요. 우리는 기아에서 해방되었는데, 이

상하게 먹는 것에 더 집착하게 되었네요. 마치 선사 시대에 수렵과 채집을 할 때의 마음 같습니다. 언제 또 음식을 먹게 될지 모르니, 먹을 수 있을 때 가능한 한 많이 먹어 두는 것이지요.

저도 이 마음을 자주 느낍니다. 배고파서 뭘 먹는 게 아니죠. 배부른 데도 계속 먹습니다. 자극적인 그 맛이 계속 당기거든요. 그리고 많이 먹고 나면 자책하기도 합니다. 아, 왜 그랬지 싶습니다. 그런데 어느 순간, 이 널뛰기에 지치더라고요. 그래서 혀가 원하는 것이 아니라 몸이 원하는 것을 먹어야겠다는 생각이 들었습니다.

이번 PART에서는 잘 먹는다는 것에 대해 생각해보고, 좋은 음식과 몸의 건강에 대해서도 이야기해볼까 합니다. 먹는다는 것을 다시 죄책감 없는 행복으로 돌리는 이야기도 하고요. 함께 고민하면서 '나를 잘 먹이는 방법'을 배워보시죠.

✚ 당, 국가가 허락한 유일한 마약

✚ 음식에 집착해 당의 굴레에 갇힌 우리들,
입에 넣자마자 단맛이 느껴지는 음식부터 끊자.

"소화가 잘 안 돼요."라고 호소하는 말에는 여러 가지 의미가 함축되어 있습니다. 새내기 한의사였을 때, 그걸 알아차리지 못해서 한동안 애먹었지요.

저는 소화가 안 된다는 건 그저 식체食滯를 의미한다고 생각했습니다. 그런데 "소화가 잘 안 돼요."라는 말을 들어보면 속쓰림이 주원인인 경우도 있고, 과식이 원인인 경우도 있습니다. 특정 음식에서 불편감을 느끼거나, 가스가 차 소화가 안 되기도 하지요. 또는 스트레스로 인해서 이물감이 느껴지거나, 정말 식체인 경우도 있습니다.

그래서 이제는 "소화가 안 돼요."라고 얘기하면 좀 더 세세하게 증상을 물어봅니다. 그래야 원인을 명확히 파악해 불편을 줄여갈 수 있거든요.

소화불량을 호소하는 환자분들 중에서 소화가 안 되는 이유를 '나이 먹어서'라고 말하는 경우가 있습니다. "왜 그렇게 생각하세요?"라고 물어보면 "예전엔 이만큼 먹어도 소화가 잘되었는데, 지금은 그걸 못해."라고 아쉬워합니다. 우리의 마음이 다들 비슷하지요. 맛있는 걸 많이 먹고도 소화가 잘되었으면 하거든요.

우리는 맛있는 음식 먹기를 좋아합니다. 맛있는 건 배가 부른데도 계속 먹죠. "배가 터질 거 같아."라고 말하면서도 숟가락을 내려놓지 못하는 저를 보면 무서워지기까지 합니다. 대체 왜 이러는 걸까 싶기도 하고요. 이럴 때 고민해야 할 부분 중 하나는 스트레스입니다. 기분이 나빠서 계속 먹는 건 아닌지 살펴봐야 합니다.

많은 사람이 먹는 것으로 스트레스를 풉니다. 저도 그렇습니다. 정말 나쁜 습관이지요. 먹어서 기분이 좋아지는 게 나쁘다는 이야기가 아닙니다.

감정을 먹을 걸로 덮어 버린다는 게 나쁜 것이지요. 이럴 때 그 음식의 맛과 향과 재료가 중요한 게 아닙니다. 내가 무언가를 먹는다는 사실, 먹고 나서 기분을 좋아질 거로 생각해서 음식을 먹습니다. 그 마음 자체가 긍정적으로 보이지 않습니다.

기분이 나쁠 때, 배고픔과 상관없이 단 게 당기죠. 우리 뇌는 스트레스를 받으면 위기에 대한 반응으로 교감 신경을 작동시킵니다. 교감 신경이 작동하면 우리는 위기를 대처하는 반응을 하게 되지요. '포식자가 나타났다! 달리자! 공격하자!' 이렇게 말이죠.

그런데 스트레스 상황에서는 위기 상황과 똑같은 반응을 합니다. 심박수가 올라가고, 호흡이 가빠집니다. 에너지를 팔다리로 보내기 위해, 소화기관으로 에너지를 적게 보내죠. 그리고 뇌가 팽팽 돌아가면서 에너지를 소모합니다.

위기 상황이 아니고 뛸 필요가 없는데 스트레스에 대해 몸은 위기로 반응합니다. 몸은 에너지를 자꾸 쓰고, 계속해서 에너지를 넣어달라고 하지요. 그럼 뇌가 '단 거를 먹어야겠다'라고 생각합니다. 처음에는 스트레스 상황에서 '에너지를 많이 썼으니 음식을 먹어야 해'로 이어졌다면, 점점 시간이 지나면서 '스트레스를 받았다 = 음식'으로 이어지는 더 빠른 경로가 생기게 됩니다. 그게 뇌에게는 편리하니까요.

그래서 스트레스를 받으면 단 게 당기게 되지요. 단 것을 우리의 마음을 풀어 주는 대명사처럼 여기지요. 이 과정을 거치면서 당이 도처에 널려 있는 건강하지 못한 몸을 갖게 됩니다.

하지만 몸은 당분을 절대 밖으로 내보낼 생각이 없습니다. 좋은 에너지원이니 낭비하고 싶지 않죠. 돈이 들어왔는데 놓칠 사람이 있을까요?

똑같은 이치입니다. 그래서 당을 지방으로 바꾸어 간이나 복부에 쌓아 둡니다. 지방간, 내장 지방 등이 생기는 이유죠. 그렇게 몸에 지방이 쌓이면 몸은 무거워집니다. 그럼 더 많은 에너지가 필요하다고 느끼게 되지요.

그러나 몸의 지방을 에너지로 사용하기 전에 당분을 먼저 태워야, 그후에 지방을 사용하지요. 그런데 당분을 조금 태우기 시작하면, 몸은 당을 더 달라고 아우성칩니다. 몸에서 당이 사라지니, 또 단 게 당기게 됩니다. 이 굴레를 어떻게 하지요?

그리고 이런 경우도 있습니다. 맛있는 걸 배부르게 먹었는데, 다음 식사 때가 되기도 전에 엄청난 허기짐을 느끼는 경우가 종종 있을 겁니다. '그 많은 걸 이렇게 빨리 소화했을까?' 하는 의문이 들 정도로

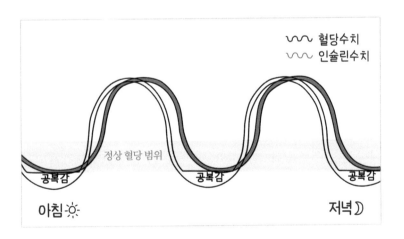

● 50부터는 알아서 척척, 건강해지는 착한 몸은 없다

말이지요.

　이럴 때 알아야 할 게 인슐린입니다. 혈관에 당이 많아지면, 인슐린이 분비됩니다. 그런데 너무 많은 양의 당이 몸에 갑자기 들어오면, 인슐린도 많은 양을 분비합니다. 그럼 당 폭발, 인슐린 폭발이 한 번에 일어나죠. 한순간에 혈관에서 당이 사라집니다.

　그런데 당은 순식간에 사라지는데 인슐린은 아직 몸에 남아 있습니다. 그럼 다시 몸은 인슐린과 반대되는 작용을 하는 글루카곤이라는 호르몬이 나옵니다. 그럼 몸은 이렇게 생각합니다. '응? 당이 몸에서 사라졌네? 배고프구나?' 그리고는 몸은 단 걸 막 당기게 합니다.

　이렇게 우리는 악순환을 반복하면서 음식에 갇히게 됩니다. 음식은 몸에 에너지를 주는 수단이었는데, 어쩌다 보니 이제 몸의 에너지를 한없이 낭비하고 나를 피곤하게 하는 것이 되었죠. 살기 위해서 먹는 것이 아니라, 먹기 위해서 사는 꼴이 되었습니다. 이런 상황이라면, 이건 중독이 아닐까요?

　동의보감에 '비위脾胃'에 대한 부분이 나뉘어 기재되어 있습니다. 우리가 쉽게 이야기하는 "비위 상한다."라고 할 때의 그 비위죠. 비위를 묶어서 많이 이야기하지만, 실제 비와 위는 각각 역할이 다릅니다. 소화와 관련된 부분은 위가 대부분 관여하지만, 소화가 끝난 후 얻은 에너지를 사용하고 저장하는 과정은 비와 관련이 있습니다.

비병이 들면 배가 불러 오르고, 소화가 안 되며, 몸이 무겁고, 관절이 아프며, 나른

하여 눕기를 좋아하고, 사지를 움직이지 못한다. 이러한 증상이 있으면 비병이고,

이러한 증상이 없으면 비병이 아니다.

－《동의보감》〈비병증, 脾病證〉

'소화가 안 되고, 몸이 무겁고, 나른하여 눕기를 좋아하고, 사지를 움직이지 못하는 것'은 주말을 보내는 저의 일상과 너무 비슷해서 깜짝 놀랐습니다. 동의보감에서 발견한 내 모습이 질환이라니요. '생활에 불편을 주는 것'은 질환은 아니더라도 미병未病, 병이 되진 않았지만 되고 있는 상태이라고 이야기해도 과언은 아닐 겁니다.

우리는 음식에 대한 집착을 가지고 삽니다. 먹기 위해 살고, 먹는 것으로 괴로워합니다. 이제 이런 삶에 변화를 줘야 합니다. 당을 완전히 끊을 수는 없습니다. 탄수화물은 몸에 에너지를 주는 근원이거든요. 그렇지만 입에 넣자마자 단 음식들은 끊어야 합니다.

입에 넣자마자 단맛이 느껴지는 음식은 대체로 단당류로 이뤄져 있습니다. 단당류는 몸에서 흡수가 빠르게 이뤄집니다. 그러면 몸에서 당이 급격하게 오르고, 급격하게 떨어지게 되지요. 그 과정에서 앞에서 설명한 피로감, 급격한 허기짐, 기분 변화가 나타나기 쉽습니다.

그러니 우선 입에 넣자마자 단 음식은 끊으세요. 우리에게 필요한 탄수화물은 천천히 흡수되고 천천히 사용될 겁니다. 그러니 밥을 먹

● 50부터는 알아서 척척, 건강해지는 착한 몸은 없다

혈당지수가 높은 식품

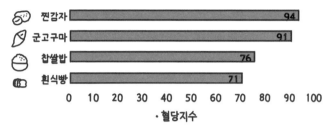

식품	혈당지수
찐감자	94
군고구마	91
찹쌀밥	76
흰식빵	71

· 혈당지수

혈당지수가 중간인 식품

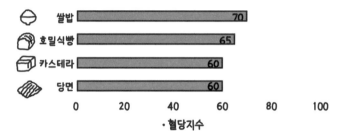

식품	혈당지수
쌀밥	70
호밀식빵	65
카스테라	60
당면	60

· 혈당지수

혈당지수가 낮은 식품

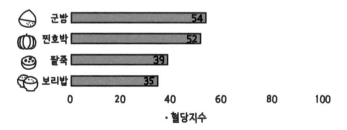

식품	혈당지수
군밤	54
찐호박	52
팥죽	39
보리밥	35

· 혈당지수

었으면 합니다. 배도 든든하게 말이지요.

그럼 비가 튼튼해질 음식들은 뭐가 있을까요? 우선 동의보감에서 추천하는 것은 지금보다 부족하던 시절의 음식과 약입니다. 그래서 대추, 곶감, 엿, 좁쌀, 쌀, 찹쌀 등의 탄수화물이나 당이 포함된 음식이 많이 있습니다. 확실히 도움이 되겠지만 당이 넘치는 시대에 사는 우리에겐 맞지 않겠지요.

그렇지만 신국누룩, 대맥아발아한 보리, 귤피귤껍질 등은 소화의 속도를 높이고 과식 후 소화불량에 도움이 될 겁니다. 단맛이 자꾸 당기는 우리에게는 이런 것들이 더 도움이 될 수 있지요. 밥 한끼 든든하게 드시고, 몸을 가볍게 하는 귤피차 한 잔 어떠세요?

● 50부터는 알아서 척척, 건강해지는 착한 몸은 없다

✚ 밥은 먹고 다니나?

✚ 밥은 한국인에게 가장 중요한 에너지원이다.
밥 잘 먹는 게 건강의 시작이다.
배고픔이 느껴지면 간식을 끊고, 차라리 밥을 더 먹어라.

요즘엔 못 먹어서 병이 아니라, 많이 먹어서 병이 되는 시대입니다. 그러다 보니 다이어트를 목표로 하는 환자들과 자주 이야기를 나누게 되지요.

다이어트 한약을 짓고 싶다는 환자분의 체중을 확인하고 상담을 시작했습니다. 환자분의 몸 상태는 어떤지, 잠은 잘 자는지, 소화는 잘 되는지, 화장실은 잘 가는지 등 기본적인 사항들을 체크하지요. 그리고 열이 많은지, 추위를 많이 타는지 등의 정보로 환자분의 특성도 파악했습니다. 그러다가 식사와 관련된 부분을 체크하다 놀랐습니다. 식사에 '밥'이 없었거든요.

하루 두 끼 또는 한끼를 먹는다고 했습니다. 아침은 늦게 일어나다 보니 먹지 못한다고 했고, 점심은 회사에서 먹는다고 했습니다. 저녁은 친구들과 약속이 있으면 먹고 그렇지 않으면 건너뛰는 편이라, 술과 안주로 저녁을 대신했습니다.

저탄수화물, 고지방식이 유행하고 있습니다. 다이어트를 목표로 하는 분들이라면, 누구나 들어봤을 겁니다. 그런데 저탄고지에서 가장 중요한 게 지방이 아니라 탄수화물이라는 건 알고 계시나요?

실제로 다이어트에 성공하려면 탄수화물을 줄여야 합니다. 저탄고지는 '지방을 먹어서 탄수화물이 없어도 몸이 안정적일 수 있게 하는 것'이 목표가 되어야 하지요. 그리고 여기서 지방은 '좋은 지방'을 말합니다. 우리가 생각하는 맛있는 고기와 튀김이 아닙니다. 좋은 지방 이야기를 하기 전에 억울한 탄수화물 이야기를 먼저 할게요.

탄수화물은 나쁜가요? 아니요. 사람들은 무조건 탄수화물을 끊어야 한다고 생각합니다. 그래서 탄수화물을 끊는 방법으로 제일 먼저 밥을 끊지요. 안 됩니다. 밥 드세요. 밥은 우리에게 중요한 에너지원입니다.

그럼 왜 저탄수화물을 이야기하느냐고요? 우리가 진짜 끊어야 할 탄수화물은 따로 있습니다. 우리가 피해야 할 탄수화물은 말 그대로 입에 넣었을 때 단 음식들입니다. 설탕이지요. 그래서 다이어트에 성공하려면 식사가 되지 않는 간식은 모두 피해야 합니다.

건강한 몸을 만드는 데에 많은 양의 탄수화물은 필요하지 않습니다. 특히 곡물류로 만든 음식은 탄수화물이 많지요. 그리고 입에 들어 갔을 때 달다면, 그건 흡수가 잘되는 당입니다. 몸의 당을 급격하게 올 리죠. 급격하게 당을 흡수하고 저장하게 됩니다. 에너지가 되지 못하 지요. 줄여야 합니다. 고구마, 감자, 호박 등도 식사로 하는 게 아니니 까, 피하는 게 좋습니다.

그럼 밥은요? 밥은 좋은 탄수화물인가요? 어느 정도는요. 당뇨가 있는 분들은 현미밥을 많이 드시죠? 잡곡도 많이 섞어 드시고요. 단, 소화에 부담이 없어야 하지요.

예를 들어볼게요. 위가 좋지 않은 분들이 잡곡을 드셔도 될까요? 저 는 안 된다고 생각합니다. 잡곡을 먹고 체한다면 차라리 백미를 드세 요. 체하면 어떤 것도 흡수되지 않아요. 에너지가 되는 게 아니라, 소 화를 시키기 위해 에너지를 더 많이 쓰지요. 그런 음식은 본인에게 나 쁜 음식이라고 단호하게 이야기할 수 있습니다.

대장에 좋다고 알려진 음식들이 특히 그렇습니다. 식이섬유가 많은 경우가 많지요. 이런 음식들은 위에 들어갔을 때 가스를 유발하기도 합니다. 트림이 나죠. 위에서 소화할 수 없는 음식들이거든요. 그래서 소화가 잘 안 되는 분은 이런 음식을 받아들이기가 어렵죠. 차라리 위 가 건강해질 때까진 부드러운 음식을 먹는 게 낫습니다. 그래서 흰 쌀 밥이 낫다는 겁니다.

음식이 들어가서 위장을 채워야 혈당이 올라갑니다. 그것도 부드러운 곡선을 그리면서요. 몸이 포만감을 느낍니다. 한동안 "식후 과일이 아니라, 식전 과일을 먹어라."는 이야기들이 많았던 것도 혈당 때문입니다.

몸은 혈당이 올라가야 금세 포만감을 느낍니다. 그래야 적당히 먹어야겠다고 생각하지요. 이런 일련의 시스템이 작동하려면 첫 번째 조건이 건강한 몸입니다.

건강한 몸을 위해서 우선 밥을 드시기를 권합니다. 저탄수화물이 중요하지만 그게 밥을 끊어야 한다는 의미는 아닙니다. 간식은 끊으세요. 다음은 반찬을 골고루 드시고, 양은 조금 줄이세요. 밥을 줄이다 보니 반찬을 많이 먹어도 된다고 생각하더군요. 탄수화물이 줄어든 자리에 반찬이 들어가거든요. 그런데 간이 센 음식들은 또 음식을 당깁니다. 먹고 싶어지죠. 차라리 배고픔이 느껴지면 밥을 조금 더 드셨으면 합니다.

우리가 쓰는 인사말 중에 빈번하게 쓰는 말이 "밥은 먹었냐?" "다음에 밥 한번 먹자."입니다. 그리고 너무나 바빴다는 표현을 할 때 "밥도 아직 못 먹었어."라고 말하지요. 밥이 꼭 실제 쌀로 만든 주식을 의미하진 않지만, 끼니라는 의미에서도 꽤 중요하단 느낌을 줍니다.

원래 우리나라 사람들은 세끼를 먹지는 않았습니다. 산업혁명 이후 휴게 시간이 생기면서 세끼로 변했지요. 농업사회에서는 두 끼를 먹었고 그 사이에 참을 간단하게 먹었다고 합니다. 그러던 것이 세끼 식

• 50부터는 알아서 척척, 건강해지는 착한 몸은 없다

나쁜 탄수화물		좋은 탄수화물
혈당을 급격히 올려 빨리 허기지게 만들고 탄수화물 맛에 중독되게 함	VS	혈당을 천천히 올려 운동의 에너지원이 되며 근육이 빠져나가는 것을 막음
흰 쌀밥, 감자밥, 잡채덮밥, 국밥	밥	현미밥, 잡곡밥, 콩나물밥, 카레덮밥
식빵, 케이크	빵	통밀빵
소면, 우동	면	메밀국수
쿠키, 요거트, 믹스커피, 콜라 등	간식	땅콩, 호두, 아몬드, 밤, 은행, 잣

사로 바뀌었습니다. 현재는 아침을 못 먹고 출근한다는 직장인들도 많고, 저녁을 굶어야 살이 빠진다고 생각하는 사람들도 있습니다. 그러다 보니 세끼를 먹기보다는 두 끼를 먹는 경우가 많아지고 있습니다.

최근 간헐적 단식이 유행입니다. 며칠간 단식하기도 있지만 8:16$_8$시간 먹고 16시간 굶기으로 하루 안에서 단식이 이뤄지기도 하지요. 이런 단식의 목적은 나를 굶기는 겁니다. 정확히는 세포를 굶기는 것이지요. 굶은 세포는 내 안에 있는 것을 재활용하거든요. 나를 소화하고 새롭게 만들지요. 그럼 몸에 쌓인 것들이 사라지게 되지요. 세포를 굶기고 소화한다는 건 '내 몸의 세포가 잘 죽고, 건강해지도록 하는 데' 도움이 됩니다.

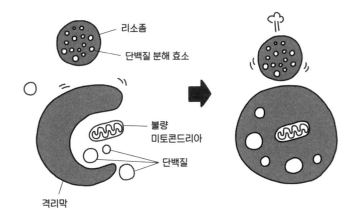

リ소좀
단백질 분해 효소
불량
미토콘드리아
단백질
격리막

① 오토파지 과정 1 : 격리막이 미토콘드리아나 단백질을 에워싼다.
② 오토파지 과정 2 : 격리막이 미코콘드리아와 단백질을 완전히 감싸고 리소좀이 다가온다.

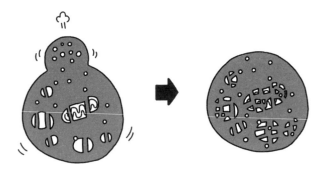

③ 오토파지 과정 3 : 리소좀과 격리막이 합쳐지고, 리소좀 안의 효소가 격리막 안의 내용물을 절단한다.
④ 오토파지 과정 4 : 격리막 안의 내용물이 흩어져 분해된다. 분해된 물질은 세포 안에서 재활용된다.

※ 오토파지는 세포 내에서 더 이상 필요 없어진 구성 요소나 세포 소기관을 분해해, 다시 에너지원으로 재생산하는 현상이다. 그리스어로 '자기'를 뜻하는 auto와 '포식'을 뜻하는 phagein을 합친 말로 '스스로 먹는다'는 뜻이다.

● 50부터는 알아서 척척, 건강해지는 착한 몸은 없다

내 몸의 세포가 죽는 게 어떻게 좋은 일일까요? 암이란 세포가 죽으라는 신호를 받지 않고 무한 생장하는 상태라는 사실을 생각하면, 세포가 잘 죽는 일은 꼭 필요한 일입니다. 몸에 암이 생기지 않도록 도와주는 일이니까요. 거기에 몸이 쓸모없는 것들을 쓰고 있으니, 덤으로 살도 빠지게 되고요.

그렇다고 모든 사람에게 굶는 것이 좋은 일일까요? 아닙니다. 무엇이든 자신에게 가장 맞는 것이 좋은 방법입니다. 옛 성인들의 단식은 마음과 몸을 정화하는 데 목적이 있었습니다. 전체적으로 나를 청소하는 시간이 되는 거죠. 그런 점에서 단식을 시도해보기를 권합니다.

그렇지만 몸을 회복해야 하는 사람이나 성장기 아이들은 조심했으면 합니다. 무조건 좋은 일은 하나도 없습니다. 나의 몸과 마음에 맞춰주세요. 나에겐 내가 기준이고 표준입니다. 나에게 해로운 것은 빼고, 그다음 몸에 좋다고 알려진 것을 조금씩 실행해보기를 바랍니다.

정리해봅시다. **우선은 '밥을 먹자. 끼니를 챙기자'입니다. 그다음이 '나를 잘 먹이기 위해서 잘 굶자'입니다.** 오늘 먹은 음식이 내일의 내가 되어 줄 테니까요.

✚ 다섯 가지 맛의 향연

✚ 입이 좋아하는 맛 말고,
　몸이 좋아하는 균형 잡힌 식사를 하자.

여름이 되고 옷이 얇아지기 시작하면, 몸 구석구석 숨겨진 살들이 신경쓰이기 시작합니다. 그래서 다이어트에 돌입하지요. 하지만 진짜 살을 빼야 하는 이유는 남들에게 보이기 위해서가 아닙니다. 건강을 위해서죠.

　건강검진을 받고 대사증후군을 진단받아서 오는 경우가 있습니다. 몸무게, 허리둘레, 혈압, 당뇨 등을 체크해서 현재와 미래의 건강 상태를 예측할 수 있도록 알려 주는 자료입니다. 아직은 질환이 아닐지라도 앞으로 성인병에 걸릴 확률이 있음을 나타내주는 지표지요.

● 50부터는 알아서 척척, 건강해지는 착한 몸은 없다

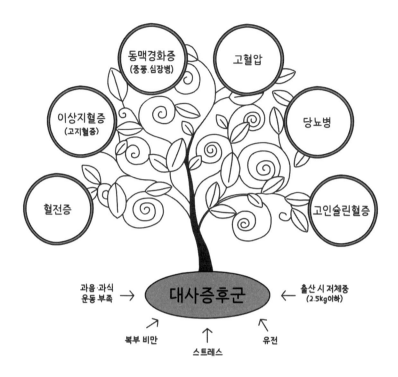

대사증후군 기준
(아래 구성 요소 중 3가지 이상이 있는 경우를 대사증후군으로 정의)

복부 비만 : 허리둘레 남자 90cm, 여자 85cm 이상
높은 중성지방혈증 : 중성지방 150mg/dL
낮은 HDL 콜레스테롤혈증 : 남자 40mg/dL, 여자 50mg/dL
높은 혈압 : 130/85mmHg 이상
혈당 장애 : 공복혈당 100mg/dL 이상 또는 당뇨병 과거력 또는 약물 복용

비만도와 성인병은 관련이 깊습니다. 비만이 된다는 것은 몸에 체지방량이 많아진다는 것이기도 하지만, 몸에서 사용하는 에너지보다 더 많은 양의 음식이 들어오고 있다는 의미지요.

몸은 무거워지고, 무거워진 몸을 지탱하기 위해서는 더 많은 에너지가 필요합니다. 더 많은 에너지를 만들기 위해서는 또 더 많은 음식을 먹어야 합니다. 그렇게 악순환의 굴레로 들어서게 됩니다. 피로하고 몸이 무겁죠. 뚱뚱하고 둔해 보입니다. 그 모습이 싫어 다이어트를 시작합니다.

어쩌면 평생에 걸친 다이어트는 당연한 것인지도 모릅니다. 다이어트가 우리에겐 살 빼기로 알려져 있지만, 다이어트diet라는 단어는 식사, 식습관을 의미하는 말입니다. 그러니 먹는 것에 대한 조절을 의미하지요. 먹는 것을 조절하는 것이 체중 감량의 핵심이지요.

몸을 편안히 하는 근본은 음식에 달려 있고, 질병을 치료하는 것은 오직 약에 달려 있다. 알맞게 먹는 것을 알지 못하면 생명을 제대로 보전할 수 없고, 약성에 밝지 못하면 병을 제대로 치료할 수 없다.

음식은 사기邪氣를 물리쳐 장부를 편안하게 하고, 약은 신神을 편안하게 하고 품성을 길러 혈기를 돕는다. 사람이 음식과 약을 알지 못하면 안 된다.

−《동의보감》〈음식과 약으로 병을 치료한다, 食藥療病〉

● 50부터는 알아서 척척, 건강해지는 착한 몸은 없다

알맞게 먹는 것을 알지 못하면 생명을 제대로 보전할 수 없다고 합니다. 지금의 다이어트와 유사한 내용이지요? 알맞게 먹지 못하면 비만이 되기 쉽습니다. 식사를 해도 에너지가 된다는 느낌보다는 단지 몸이 무겁고 나른해질 뿐입니다. 음식이 모두 에너지가 되는 것은 아니기 때문이지요.

우리가 느끼는 맛은 신맛, 쓴맛, 단맛, 매운맛, 짠맛酸苦甘辛鹹으로 나눌 수 있습니다. 이것을 오미五味라고 하지요. 맵다는 것은 실제는 맛이 아니라 통각을 나타낸다고 하지만, 예전 우리가 맛을 나누는 기준은 이렇게 다섯 가지였습니다.

> 하늘은 오기五氣로 사람을 먹이고, 땅은 오미五味로 사람을 먹인다. 오기는 코로 들어가 심폐에 저장된다. 위로 올라가 오색을 밝고, 윤택하게 하고, 목소리를 밝게 드러나게 한다.
>
> 오미는 입으로 들어가 장위腸胃에 저장되고 각각 오장의 기를 길러준다. 오장의 기가 조화롭게 생겨나면 진액이 만들어지고 신神이 저절로 생겨난다.
>
> ─《동의보감》〈오미에서 신이 생긴다, 五味生神〉

이 글에서는 다섯 가지가 핵심입니다. 5가지 기운, 5가지 맛, 5가지 색, 5가지 장입니다. 5는 동양에서 중요한 수입니다. 5는 변화의 중심이고, 전체를 의미하기도 합니다. 3원색을 생각해보면 쉽게 이해가

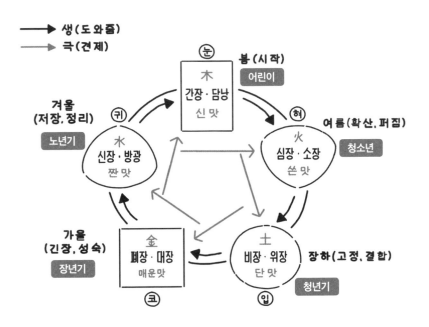

- 생(도와줌)
- 극(견제)

겨울
(저장.정리)
노년기

水
신장·방광
짠 맛

귀

눈

木
간장·담낭
신 맛

봄(시작)
어린이

혀

火
심장·소장
쓴 맛

여름(확산, 퍼짐)
청소년

가을
(긴장, 성숙)
장년기

金
폐장·대장
매운맛

코

土
비장·위장
단 맛

입

장하(고정, 결합)
청년기

될 겁니다. 빨강, 노랑, 파랑이 세상의 모든 색의 기본이고, 핵심 뼈대가 된다고 배웠습니다.

그와 유사하게 옛날 동양에서는 다섯 가지 색을 기본이자 전부로 인지했지요. 파랑, 빨강, 노랑, 흰, 검은색입니다. 이 다섯 가지가 변화의 핵심이자, 기본이 되는 색이라고 생각했습니다. 그리고 나머지는 이 다섯 가지의 변주라고 볼 수 있고요.

그리고 이것이 맛에도 적용됩니다. 맛은 정말 다채롭지만, 우리가 느낄 수 있는 맛을 분류하면 다섯 가지밖에 되지 않습니다. 현재 우리가 알고 있는 맛과 유사하면서도 다르지만, 다른 맛들은 이 다섯 가지 맛의 변주일 뿐이겠지요.

단순하게만 대응해본다면 단맛을 느끼게 하는 것은 탄수화물입니다. 짠맛은 나트륨이겠지요. 신맛은 산을 표시하고요. 매운맛은 통각을, 쓴맛은 위험을 인지할 수 있도록 알려 주는 맛입니다.

이 맛들이 한쪽으로만 치우친다면 어떻게 될까요? 단맛과 짠맛으로 치우칠 때, 당뇨나 고혈압이 될 가능성이 높습니다. 그 외의 맛들도 너무 과해선 안 되지요. 세상의 모든 맛과 모든 음식은 에너지를 주지만, 너무 과하면 에너지를 주는 것이 아니라 에너지를 빼앗고 소비합니다.

오행은 서로서로 도와주는 형태를 띠기도 하지만, 서로서로 제재하는 역할도 하고 있습니다. 마치 삼권분립이 기본이 되는 국가처럼요. 어딘가 권력이 치우치거나 역할이 치우치게 되면 국가를 망치게 되지요. 서로 견제와 균형을 유지함으로써 권력의 남용을 막고, 국민의 권리와 자유를 보장할 수 있습니다.

이것은 몸에서도 똑같이 일어납니다. 몸으로 들어가는 다섯 가지 맛들의 조화가 몸 전체의 균형을 이루지요.

그러니 꼭 명심할 점은 이것입니다. **어떤 맛에도 치우치게 먹지 않는 것, 입이 좋아하는 맛들이 아니라 몸이 좋아하는 맛들로 식사를 구성하는 것입니다.** 현대인의 식탁은 과유불급이라는 말이 너무나도 잘 어울립니다. 좋은 음식을 찾기 전에, 내 혀가 판단한 5가지 맛을 기본으로 골고루 균형을 이뤄야 합니다. 그래야 건강에 더 유익한 식사가 될 수 있겠지요.

이 과정에서 우리가 만나게 될 식사는 몸의 에너지를 잘 유지할 수 있도록 도와줄 겁니다. 오늘 당신의 식사가 어디로 치우쳐 있는지 한 번 봐주고, 다채로운 맛으로 당신을 더욱 건강하게 했으면 좋겠습니다.

✚ 한끼 때우지 마세요

✚ 음식은 몸과 마음이 함께 먹는 양식이다. 간단히 먹어도 좋다.
하지만 '때운다'는 마음가짐이 아니라,
나를 대접하는 마음으로 식사를 하자.

당뇨는 이제는 익숙한 질환이지요? 제가 만나는 환자분 중에서도 당
뇨로 고생하는 분들이 많습니다. 당뇨를 치료하기 위해서 내원하신다
기보다는 기저 질환으로 고혈압과 당뇨를 가지고 계신 경우가 허다하
지요.

제 환자분 중에 당뇨를 가지고 있는 60세 여자 분이 있습니다. 보통
체격에 성격도 좋고, 허허허 잘 웃는 분이지요. 이 환자분이 가장 자주
불편을 호소하는 것이 소화불량과 수면 장애입니다. 소화가 잘 안 되
고, 잠도 잘 못 자는 편이니 식사부터 당연히 체크했지요.

그런데 환자분이 가장 많이 하는 말이 "그냥 간단히 때웠어."였습니

다. 이유도 많았습니다. 입이 깔깔해서, 집에 아무도 없어서, 차려 먹기가 귀찮아서, 그냥 간단하게 식사를 때운다고 하더라고요.

그 말에 식탁 한구석에서 김치 하나 놓고 밥에 물을 말아먹는 어머니의 모습이 스쳐 지나갔습니다. 맘이 찡하더군요. 아이들 밥은 다 차려 주고 남은 반찬, 남은 밥을 물에 말아 먹는 모습 말이에요. 이 모습을 사랑하는 사람이 본다면 얼마나 속상할까요?

가끔은 너무 지쳐서 밥도 먹기 싫은 날이 있습니다. 사람들과 왁자지껄 보내다가 집으로 돌아왔을 때, 텅 빈 집에서 혼자 밥 먹기 싫었던 날 말이에요. 또는 하루 종일 열심히 일하고 집으로 돌아왔을 때, 방전된 느낌으로 그냥 한없이 눕고만 싶습니다. 뭔가 먹기는 해야겠고, 밥과 반찬을 차려서 먹기는 힘들고, 그냥 간단히 먹고 얼른 잠들어야겠다는 맘뿐이지요.

이런 날에는 무얼 먹어도 좋고 안 먹어도 좋습니다. 잘 굶는 것도 나를 위한 방법이고, 잘 먹는 것도 나를 위하는 일이거든요. 그러나 가장 중요한 것은 내가 나를 생각한다는 것, 그리고 나를 위해서 결정한다는 겁니다.

가끔은 우렁각시처럼 나를 위해 정성스럽게 밥 한끼 차려줄 수 있겠지요. "내가 널 위해서 준비한 거야." 하면서 말이지요. 이때 추가로 나와 대화하면서 먹기, 나에게 집중하면서 먹기 등을 시도해보면 더 좋겠습니다.

음식을 먹기 전에 눈으로 한 번, 코로 한 번 먹습니다. 입술을 대서 촉각으로도 한 번 먹어보세요. 배고픔을 느끼면서 천천히 음미하며 한 입 먹는 겁니다. 마치 내가 소믈리에가 된 듯 말이지요.

이 음식을 맛보고 그 느낌을 그대로 기억해주겠다는 마음으로 말이지요. 그렇게 한 입을 먹고 목으로 넘어가는 목 넘김까지 인지해봅니다. 그리고 천천히 위가 움직이며, 배가 불러오는 느낌도 느껴보면 좋겠지요.

이런 식사, 해보신 적 있나요? '식사 명상, 음식 명상'으로 최근에 많이 등장하고 있지요. 저는 이 방법이 꽤 좋다고 생각합니다. 저에게도 도움이 많이 되었고요.

저는 식사할 때 TV나 SNS를 틀어 놓고 밥을 먹곤 합니다. 그럼 솔직히 뭘 먹었는지 잘 기억나지 않아요. 무슨 맛이었는지도 기억이 없습니다. 단지 먹었죠. 식사를 끝내고 나서야 배가 부르다는 걸 알게 됩니다. 그런데 이미 과식을 해 배는 부른데, 입이 심심하고 헛헛한 느낌에 빠지기도 하지요.

하지만 고급 레스토랑에서 먹은 음식은 포만감도 금세 느끼고, 뭘 먹었는지도 뚜렷하게 기억합니다. 그날의 조명, 입었던 옷, 함께 음식을 먹었던 사람, 나눴던 대화, 음식의 식감, 냄새, 순서, 맛, 향까지 생생합니다.

저는 사람들이 중요한 날에 일부러 비싼 음식을 먹으러 가는 이유가 있다고 생각합니다. 좋은 재료로 만든 음식이라서 기억이 날 수도 있겠지요. 하지만 저는 대접받는다는 느낌과 그 음식에 집중할 수 있는 환경 때문에, 그 순간의 음식과 함께한 사람을 잘 느낄 수 있다고 생각합니다.

오감을 모두 사용할 때 사람은 기억을 가장 잘한다고 합니다. 그래서 맛집에 간 기억이 오래 남습니다. 먹는 그 순간 오감을 모두 활용하게 되는 거죠.

그럼 집에서 먹는 음식은 왜 기억에 남지 않을까요? 마찬가지 이유입니다. 먹는다는 일상의 타성에 젖어 그냥 한끼 '때우는 거'니까요. 그냥 우걱우걱 먹는 겁니다. 입을 거쳐서 위장에 음식을 넣는 거죠. 먹는 행위를 마치 배터리를 갈아 끼우듯 말이지요.

내 몸을 무슨 기계처럼 대하지 말아주세요. 기계처럼 에너지만 넣어주면 굴러가는 거라고 착각하지 마세요. 나는 그런 대접을 받을 사람이 아닙니다. 세상에서 가장 소중한 사람입니다. 나에게 말이지요.

어떤 날도 무시되어선 안 됩니다. 어떤 나도 절대 그냥 한끼 때워선 안 됩니다. 오늘 이 끼니를 기억해주세요. 그리고 나에게 대접해주세요. 한끼 딱 맛있게 차려 주세요. 배고플 때 먹는 간식 하나도 마찬가지예요. "네가 좋아하는 걸 준비했어. 같이 맛있게 먹자."라고 나를 대접해주세요.

음식에는 기억이 있습니다. 엄마가 해줬던 음식, 친구랑 먹었던 그

맛이 간절할 때가 있지요. 저는 가끔 초등학교 때 먹었던 학교 앞 분식집 떡볶이가 생각납니다. 수업을 마치고 친구들이랑 떡볶이를 먹으면서 나눴던 수다들, 더 놀고 싶어 집에 가기 싫은 마음이 제 마음 한구석을 차지하고 있거든요.

엄마가 끓여 준 김치찌개도 생각납니다. 온 가족이 모여 앉아 김치찌개를 밥에 얹어서 쓱쓱 비벼 먹으면 별미죠. 몸이 아프면 엄마가 끓여 준 전복죽도 생각이 납니다. 엄마가 딸을 걱정하는 시간에 대한 기억이지요. 그래서 지금도 전복죽을 먹으면 몸이 금세 나을 거 같은 느낌이 듭니다.

음식에 담긴 기억이 간절한 날이 있습니다. 마음이 먹고 싶어 하는 음식이지요. 예를 들어 스트레스를 많이 받는 날이면 단 것과 매운 음식이 자주 당깁니다. 순간적으로 떡볶이가 너무 먹고 싶은 날이 있잖아요. 매콤달콤한 국물에 튀김을 찍어 겉바속촉_{겉은 바삭하고 속은 촉촉}하게 해서 한 입 물면, 세상을 다 가진 것 같지요. 쓰읍~ 하~ 떡볶이를 맛있게 먹고 나면, 등줄기를 지나가는 그 시원하면서도 화끈한 느낌이 좋습니다.

그 느낌이 생각나 가끔 매운 걸 일부러 찾을 때가 있습니다. 떡볶이가 가지는 그 매콤함으로 씻어 내려야 할 일이 있거든요. 그런데 아쉽게도 먹을 때는 너무 신나는데 먹고 나서 쥐어짜는 위장을 느낄 때면 아휴, 너무 힘들지요.

자극적인 음식과 단 음식은 미각을 자극해 정서적 마취제 역할을 합니다. 하지만 스트레스를 느낄 때마다 자극적인 음식으로 해소하는 것은 적절하지 않습니다. 자극적인 음식의 마취감이 끝난 후엔, 결국 다시 찾아오는 공허함이 남습니다. 내 마음이 얻고 싶었던 건 음식 속에 담긴 마음이었거든요.

스트레스에 시달린다는 것은 그만큼 내가 상처받았다는 것이지요. 그렇다면 자극적인 음식을 위장에 채우기 전에 내 마음 먼저 알아주세요. "힘들었구나, 오늘 화가 났구나. 뭐든 얘기해봐."라고 말이지요. 그 이후에 천천히 음식을 즐긴다면 그건 나의 마음이 먹는 음식이 되지요.

소울푸드라는 말이 있습니다. 내 영혼을 울리는 음식이지요. 내 마음을 음식이 알아주는 거죠. 그러니 그 마음부터 알아주자고요. '스트레스를 받았어, 떡볶이 먹자'로 가는 과정 중에 중간 단계를 한 번 더 밟는 거죠.

스트레스를 받았어.

떡볶이가 먹고 싶어.

왜 떡볶이가 이렇게 당길까?

내 이야기를 하고 싶었는데, 그 이야기가 무시당해서 화가 났어.

화났는데, 그걸 누구한테 얘기하기 힘들어.

● 50부터는 알아서 척척, 건강해지는 착한 몸은 없다

그럼, 내가 내 이야기를 들어줄게. 나랑 먼저 이야기하자.

그러고 나서 떡볶이 먹자.

이렇게 단계적으로 가는 거죠. 친구한테 해주는 것처럼요. 그 과정을 나에게 해주세요. 그럼 자극적인 음식을 먹어도 위장이 쓰릴 만큼 과식하지는 않을 거예요. 내가 소중하거든요.

기억하세요. 마음이 편치 않으면 몸 역시 약해집니다. 마음을 어루만지고 지친 몸에 기운을 주는 소울푸드처럼, 마음을 먼저 알아줘야 더 좋은 식사가 됩니다. 오늘도 당신과 즐겁게 대화하는 하루가 되었으면 좋겠습니다.

✚ 나는 목마르다, 당뇨

> ✚ 식사를 규칙적으로 골고루 하는 것,
> 유산소 운동과 근력 운동을 해주는 것, 당을 잘 먹고 잘 쓰는 것,
> 그게 당뇨 관리의 전부다.

당뇨는 이제 우리에게 흔한 질환입니다. 아주 옛날엔 부자 병으로 불렸고, 조금 옛날엔 나이 먹으면 생기는 병으로 취급되었는데, 이제는 젊어서도 관리를 잘하지 못하면 걸리는 병처럼 되었습니다. 당뇨는 오줌이 달다고 해서 생긴 질병명이지만, 실제 이것은 병이 진행된 이후 나타나는 증상이고 처음에는 거의 증상이 없습니다.

처음에는 단순 피로를 느낄 수도 있고 또는 목이 마르기도 하지요. 살이 많이 찌는 분도 있지만, 정작 당뇨로 진단되기 전에 살이 갑자기 빠졌다는 분도 계십니다. 그러니 **당뇨 진단은 증상으로 하면 안 되고, 반드시 검사를 통해야 합니다.**

● 50부터는 알아서 척척, 건강해지는 착한 몸은 없다

구분	공복 시	식후 2시간
정상	100 미만	140 미만
당뇨병 전 단계	100~125	140~199
당뇨병	126 이상	200 이상

당뇨 진단은 대체로 혈액검사로 합니다. 당은 섭취하는 음식에 따라서 달라지기 때문에 식사 전이냐 후냐에 따라서 기준이 달라집니다. 공복혈당을 수치로 표현할 때 기억할 기준은 126입니다. 우리에게 안정적인 혈당은 대략 90입니다. 100이 넘으면 당뇨 전 단계, 126이 넘으면 당이 높다고 이야기하지요.

식후 또는 당부하 검사를 할 때 기준은 200입니다. 밥을 먹고 난 후에도 당이 급격하게 솟으면 안 되니까요. 그래서 대략 100~200이 우리가 밥을 먹든 먹지 않든 유지해야 하는 당 정도라고 생각하면 편할 것 같습니다.

최근에는 당뇨를 당화혈색소를 이용해서 진단하지요. 당화혈색소는 당에 의해서 적혈구가 제 역할_{산소 운반}을 잃게 되는데, 그 정도에 대한 수치입니다. 물론 정상인들도 적혈구가 당화<small>단백질에 당이 붙는 과정으로, 당화 수치가 높아지면 적혈구가 산소 운반 역할을 제대로 하지 못합니다</small>됩니다. 그리고 그 수가 많아진다는 것은 당이 더 많다는 것을 의미하겠지요. 5.6% 이하 정상,

5.7~6.4% 당뇨 전 단계, 6.5% 이상을 당뇨병이라고 진단합니다.

그리고 이 수치는 대략 2~3개월 동안 몸의 혈당을 알려 줍니다. 하루 당이 높다고 해서 당화되는 혈구가 많다고 볼 수는 없겠지요. 혈당이 '혈관에 당이 얼마나 돌아다니고 있어?'라는 걸 의미한다면, 당화혈색소는 '혈관에 당이 많아서 내 혈구가 얼마나 다쳤어?'라는 걸 의미합니다.

적군의 숫자가 많고 오래도록 전쟁이 지속된다면, 그 전쟁은 힘들어집니다. 그럴수록 더 많은 사상자가 생기고, 더 많은 것들을 잃게 되겠지요. 내 몸에서도 똑같습니다. 적혈구가 몸에 산소를 운반해줘야 합니다. 그런데 그 일을 못하게 되는 숫자가 늘어난다면, 몸은 무거워지고 피로감을 느끼게 됩니다.

요즘은 건강검진 시에 혈당 체크를 하기 때문에, 건강검진을 하면 당뇨가 많이 발견됩니다. 건강검진은 1~2년에 한 번씩 하는 나의 건강 성적표거든요. 꼭 꼭 꼭, 하셔야 하고 이 정보들을 잘 이용해야 합니다.

당뇨 전 단계 또는 당뇨가 진단되면 이제부터 '당'과의 전쟁을 선포해야 할 때입니다. **당과 싸울 순 없지만 우리가 할 수 있는 일이 있지요, 당 섭취를 줄이는 겁니다.** 그리고 그 방법에 대해선 피로하지 않은 식사를 이야기하면서 우리는 많은 이야기를 나눴습니다. 그리고 운동 이야기를 했지요. 그 이야기들을 다시 당뇨에 맞춰서 정리해볼까 합

● 50부터는 알아서 척척, 건강해지는 착한 몸은 없다

니다.

우선 당뇨는 왜 생길까요? 당뇨는 1형과 2형으로 나뉩니다. 1형은 소아 당뇨라고 불리고 2형은 성인 당뇨라고도 부릅니다. 1형 당뇨는 선천적인 경우가 많지요. 몸에서 인슐린을 만들지 못하는 겁니다. 그래서 2형에 비해 관리 자체가 매우 까다롭습니다.

인슐린은 췌장에서 생성되는 호르몬으로, 몸에 당이 많이 들어왔다는 신호를 받으면 당을 혈관에서 간이나 근육으로 이동시키는 역할을 맡고 있습니다. 그래서 인슐린이 없으면 우리는 당을 저장하고 이용할 수 없습니다. 마치 바다에 물이 많지만 마실 수 없는 것과 같지요. 계속 배가 고프고, 목이 마르고, 소변을 자주 보게 됩니다. 이 3가지가 당뇨의 대표적 증상입니다.

1형 당뇨의 경우 인슐린이 없는 것이 문제가 되기 때문에 대부분 인슐린 주사를 사용하는 것을 볼 수 있지요. 2형 당뇨의 경우 인슐린이 없는 게 아니라, 몸이 이제 인슐린에 잘 반응하지 않는 것입니다. 인슐린 저항성이 높아졌다고 표현합니다. 몸에서 인슐린의 영향을 받는 곳은 대체로 근육과 간입니다. 여기에 당을 저장하거든요. 그런데 이제 인슐린은 있는데 몸이 거기에 반응하지 않는 겁니다.

옛날 똑딱이 누름 버튼으로 전원을 연결하던 기계를 기억하세요? 기계를 오래 쓰고 버튼을 계속 누르다 보면, 어느 순간 서서히 고장이 납니다. 그러다 조금 더 강한 힘으로 누르면 작동되지만, 조금 더 지나면 강하게 누르든 어떤 방향에서 누르든 작동이 힘들어집니다.

몸도 그와 비슷합니다. 자주 사용하는 부분일수록 더 많이 손상될 가능성이 높죠. 무엇보다 우리는 당이 넘치는 세상에서 살고 있으니까요. 물론 버튼의 형태마다 수명이 다르듯 사람마다도 그 차이가 있습니다. 어떤 사람들은 당을 잘 사용하는데, 어떤 사람은 아니죠.

마른 당뇨라고 들어보셨나요? 대체로는 많이 먹는 사람이 당뇨에 더 잘 걸린다고 생각하지요. 그래서 당뇨가 걸리면 처음 하는 일이 음식과 체중을 줄이는 일입니다. 그리고 주기적인 운동을 하게끔 하지요. 그런데 평균 몸무게도 되지 않는 사람들의 당뇨가 있습니다. 그런 분들은 억울함을 표현하지요.

"전 평생 살면서 살쪄본 적 없고 단 거 좋아하지도 않는데, 당뇨라니요."

당이 먹는 것과 관련 있는 것은 알겠는데 잘 먹지도 않는 사람들에게 당뇨라니 어떻게 이해해야 할까요? 그리고 그들에게는 어떤 변화가 필요할까요?

저는 그분들에게 먹는 음식량의 조절보다 음식 종류를 바꿀 수 있도록 합니다. 그리고 운동을 권하지요. 우리가 당을 저장하는 가장 첫 번째 장소가 근육입니다. 근육이 마른 사람일수록 당은 저장될 곳이 없어 떠돌아다니게 됩니다. 거기다 사용량도 적고요. 그렇다면 우리가 할 수 있는 것은 잘 움직이는 겁니다. 근육이 클 수 있도록 근력 운동

● 50부터는 알아서 척척, 건강해지는 착한 몸은 없다

동반 질환	권장 운동	금기 운동
당뇨병성 고혈압	걷기·고정식 자전거 타기, 맨손체조, 스트레칭	머리에 충격을 가하는 운동, 역기 들기, 복싱, 고강도 근력 운동
당뇨병성 심혈관 질환	고정식 자전거 타기, 맨손체조, 가볍게 걷기	혈압을 상승시키는 운동, 과도한 상체 운동
당뇨병성 신증	가볍게 걷기, 고정식 자전거 타기, 맨손체조, 물속 걷기	조깅, 줄넘기, 고강도 근력 운동
당뇨병성 망막증	걷기, 고정식 자전거 타기, 맨손체조, 스트레칭	조깅, 라켓 운동, 머리에 충격을 가하는 운동, 역기 들기, 복싱
당뇨병성 자율신경병증	고정식 자전거 타기, 스트레칭, 수영 및 수중 운동	줄넘기, 조깅, 에어로빅, 고강도의 근력 운동
당뇨병성 말초신경병증	고정식 자전거 타기, 맨손체조, 상체 에르고미터	맨발 운동, 격렬한 구기 운동, 수영, 고르지 못한 길 걷기 등

※ 1차 의료용 근거 기반 당뇨병 임상 진료 지침 참조

도 해주고요. **당을 잘 먹고 잘 쓰는 것, 그게 당뇨 관리의 전부입니다.**

식사는 규칙적으로 골고루 하는 것, 간식은 먹지 않는 것, 유산소 운동과 근력 운동을 해주는 것 말이지요. 간식은 우선 입에 넣자마자 달콤한 음식은 무조건 금지하는 것, 과일은 먹고 싶다면 식사 전에 작은 양만 먹도록 합니다.

유산소 운동과 근육 운동의 첫 번째는 절대 다치지 않도록 운동하는 것입니다. 당뇨를 앓고 있을수록 상처가 낫는 게 힘드니까요. 표에 가능한 운동들을 적어 뒀습니다. 이 운동들을 참고하세요.

추가로 이야기한다면 잠을 잘 자는 것까지 포함입니다. 결국은 잘 먹고 잘 자는 것이 당뇨 관리의 시작이라고 할 수 있지요.

동의보감에 '소갈_{당뇨}'을 찾아보면 이런 말이 나옵니다.

소_消란 '태운다'는 뜻이다. 사물을 불로 삶거나 태우는 것과 같은 이치다.

－〈동의보감〉〈소갈의 원인, 消渴之源〉

소단_{消癉}은 살찌고 귀한 사람이 달고 기름진 음식을 먹어서 생긴 병이다. 이 사람은 반드시 달고 기름진 음식을 많이 먹기 때문에, 그 기가 위로 넘쳐 소갈이 되는 것이다.

－〈동의보감〉〈소갈의 원인, 消渴之源〉

당뇨를 소갈이라고 할 때 소_消는 사르다는 뜻이라고 되어 있습니다. 당뇨는 마치 물건을 태우는 것처럼 내 몸을 태우는 것과 같다는 의미지요. 몸이 에너지를 써서 일하면 우리는 열이 납니다. 그런데 몸이 에너지를 얻는 것 같지는 않은데 열이 많이 난다면_{열이 나지 않아도 몸에서 기운을 얻지 못하고 있다면}, 우리는 몸을 태우기만 하는 느낌이 납니다. 단지 불사르는 거죠. 몸에 잘 저장하고 필요할 때 쓰지 못하는 상황인 것이죠.

거기다 살찐 사람에게 많이 나타나고 달고 기름진 음식을 많이 먹는 것이 원인이라고 하니, 과거나 현재나 당뇨에 대해서 생각하는 바는

● 50부터는 알아서 척척, 건강해지는 착한 몸은 없다

비슷했다고 보입니다.

동의보감에는 당뇨와 관련된 약이 다양하게 나와 있습니다. 동의보감에서는 소갈을 3가지 형태로 나누고, 그 3가지 형태와 증상에 따라서 약을 다양하게 사용합니다. 당연히 진단이 필요한 부분이라 여기서는 약을 소개하지는 않겠습니다.

당뇨에 좋다는 건강 기능식품들도 많지요. 하지만 그에 대해서도 여기선 이야기드리지 않을 겁니다. 우리가 쉽게 건강하기를 바라지만 건강만큼은 정도正道를 걸어야 하니까요.

몸은 정직합니다. 당이 문제라면 당을 잘 먹고 잘 사용하는 길을 선택해보는 건 어떨까요?

✚ 소리 없는 아우성, 고혈압 & 이상지질혈증

✚ 고혈압과 이상지질혈증이 우리를 소리 없이 죽음으로 몰고 간다.
염분이 높지 않게 먹는 것, 불포화지방산이 많은 기름을 먹는 것,
이 두 가지는 반드시 지키자.

"혈압이 갑자기 높게 나왔어요. 어떻게 하지요?"

"건강검진을 했더니 콜레스테롤이 높게 나왔더라고요. 벌써 이러면 어쩌나 걱정이에요."

건강검진 후에 환자분들이 건강에 대해서 우려하는 부분입니다. 특히 고혈압과 이상지질혈증은 증상이 없습니다. 그래서 더 무섭게 느껴지죠. 평소에 아무런 증상을 못 느끼다가 갑자기 심뇌혈관 질환으로 나타나서 목숨을 빼앗아가기 때문입니다.

대표적인 심뇌혈관 질환이 중풍입니다. 가장 두려워하는 질환이지요. 갑자기 반신을 못 쓰게 되거나 말이 어눌해진다고 생각하면, 너무

나 끔찍합니다. 거기다 갑자기 세상을 떠났다는 분들의 소식을 들으면 심근경색인 경우가 많지요. 심장으로 가는 혈관이 막히면서 심정지로 사망하는 경우입니다.

온몸을 연결해주는 혈관에 이상이 생기는 모든 질환은 위험합니다. 물론 팔다리에 있는 모세혈관이 터진다고 해서 크게 위험하지는 않겠지요. 멍이 들 뿐입니다. 하지만 그 기관이 심장이나 뇌같이 잠시도 멈춰선 안 되는 기관이라면, 마치 폭탄과 같은 효과를 발휘하지요. 몇 분 사이에 생명을 앗아갑니다.

그래서 고혈압과 이상지질혈증에 주목하게 되었습니다. 심뇌혈관 질환과 관련이 깊은 두 가지 지표거든요. 혈관이 파이프라고 했을 때 혈압은 파이프 안을 지나가는 물의 양이 많거나, 또는 파이프의 구경이 변화하면서 나타나는 압력의 변화를 나타냅니다. 대체로 혈압은 고혈압이 문제가 되지만 저혈압도 문제를 가지고 있습니다.

혈압은 혈류량과 혈관의 구경에 영향을 받게 되지요. 이상지질혈증은 그 자체로 문제가 되진 않지만 파이프를 좁아지게 할 수 있습니다. 혈관에 기름이 꼈다거나 혈관이 좁아졌다고 표현하는 죽상동맥경화증에서 혈관 내피에 침착되어 탄력을 잃게 하는 것이 콜레스테롤입니다. 그래서 콜레스테롤 수치가 높다는 것은 혈관이 좁아질 가능성이 높다는 것입니다. 그래서 이상지질혈증대체로 고지혈증이라고 부릅니다과 고혈압은 관련성이 높습니다.

· 고혈압 진단 기준 ·

구분	최고 혈압	최저 혈압
정상	120 미만	80 미만
고혈압 전기	120~139	80~89
고혈압 1기	140~159	90~99
고혈압 2기	160 이상	100 이상

· 이상지질혈증 진단 기준 ·

총콜레스테롤	240 이상 200~239 200 미만	높음, 고지혈증 확진 경계역, 요주의 적합
중성지방	500 이상 200~499 150~199 150 미만	고도 상승, 매우 위험 상승, 치료 대상 경계역, 요주의 적합

혈압이 높아지는 이유는 무엇일까요? 당뇨, 고지혈증, 고혈압 등 대사증후군을 만드는 요소들은 하나의 특출난 원인이 없습니다. 그렇지만 이 대부분을 아우를 원인은 있지요. 예를 들면 비만과식, 스트레스, 근육량 부족, 수면 부족, 나이 등이 있지요. 그리고 비만할수록 대사증후군이 쉽게 진단됩니다.

비만하지 않더라도 식생활에 따라서도 대사증후군이 나타날 수 있지요. 예를 들면 식이섬유가 부족하고 단당류의 간식류를 즐긴다거나, 가공식품이나 염장류_{젓갈}를 많이 먹는다거나, 음주를 자주 한다거나 하면 확률이 더 높아지겠지요. 사람마다 염분과 당분에 대한 예민도가 다를 테니 '사람마다 모두 다르다'가 정답이고요. 한마디로 정리하면 잘 먹고, 잘 자고, 잘 싸지 못해서일 수도 있겠습니다. 그래서 생활 습관이 만들어낸 질환이라고도 할 수 있지요.

어려운 질환일수록 해답은 간단하다는 생각이 들 때가 많습니다. 우리는 심지어 그 답을 알고 있지요. 하지만 우리가 두려워하는 이유는 잘 먹고, 잘 자고, 잘 싸는 게 그만큼 어려워서인지도 모르겠습니다. 생활이 엉망이 되고 있다는 걸 알면서도 바쁘다는 이유로, 힘들다는 이유로 나를 챙기는 걸 뒤로 미루기 십상이거든요.

예전에 〈삼시세끼〉라는 TV 프로그램이 처음 나왔을 때 '하루에 세 끼 챙겨 먹는 게 뭐 특별하다고 이런 프로그램이 나오는 거지?'라고 생각했습니다. 그런데 그걸 보면서 '하루 세끼를 날 위해 차리는 것만으로도 한나절을 모두 사용할 수 있구나' 하는 생각이 들었습니다. 날 위해서 밥 한끼 건강히 챙겨 먹는 게 참 어렵습니다.

고혈압과 고지혈증이 있다면 식사 중에 꼭 챙겨야 할 부분이 있습니다. 염분이 높지 않게 먹는 것, 그리고 좋은 기름_{불포화지방산이 많은 기름}을 먹는 것, 이 두 가지입니다. 하지만 밖에서 먹는 식사에서는 이것을 지키기가 힘듭니다. 그래서 건강을 위해서는 그런 식탁에서 벗어나야 합니다. 맛있고 건강하게 먹을 수 있는 식사는 얼마든지 있습니다. 우리가 바쁘단 이유로 나를 방치하지 않는다면 말이죠.

건강하게 먹기에 대해서 잘 모르겠다 싶다면 꼭 줄여야 할 음식부터 알려드릴게요. 'WHO 선정 세계 10대 불량식품' 목록입니다. 아래를 참고해서 우리의 식사에서 건강하게 하지 않을 음식을 먼저 제거하는 건 어떨까요?

① 기름에 튀긴 음식

② 가공 육류

③ 통조림류

④ 숯불에 직접 구운 고기

⑤ 탄산음료

⑥ 소금에 절인 음식

⑦ 설탕에 절인 과일류

⑧ 아이스크림

⑨ 쿠키 빵 과자류

⑩ 각종 인스턴트식품

✚ 죽을똥, 살똥

✚ 똥은 내 하루 식사 성적표다.
　똥, 소화, 피로도를 체크하면서 나에게 맞는 식사를 찾아가자.

저는 하루 종일 똥 이야기를 합니다. 환자분과 대화를 하면서 대변에 대해서 항상 묻거든요.

"하루에 대변 몇 번 보세요? 며칠에 한 번 보세요? 형태가 어때요? 색이 어때요? 뭐 먹으면 대변이 물러요? 뭐 먹으면 변비가 와요?"

아마도 똥에 대해서 이렇게 상세하게 이야기해본 사람은 똥 때문에 죽을 똥 살 똥 해본 사람일 겁니다. 한의원에는 대변 문제만으로 내원하는 환자분은 잘 없습니다. 그런데 다른 질환을 치료하다 보면 의외로 대변이 원인인 경우가 종종 있지요.

어떤 환자분이 기운이 없다고 오신 적이 있었습니다. 밥을 잘 먹는

데도 통 기운이 나지 않는다고 하더군요. 그래서 잠, 식욕, 소화를 물어보고 대변을 물어보는데 하루에 2번씩 꼬박꼬박 화장실을 가신다고 하더군요. 오랜 습관이 되어 하루에 2번 대변을 보지 않으면 몸이 개운하지 않다고요. 다른 불편이 있을 수 있겠지만, 대변이 좀 잡히면 기운이 좀 오르겠다 싶어서 약을 처방해줬습니다.

그랬더니 기운은 좀 나고 괜찮은 거 같은데, 화장실을 한 번밖에 못 가서 힘들다고 하더군요. 그분께 피로도가 낮아지고 소화가 괜찮으면 하루에 변을 한 번만 보는 게 몸이 훨씬 편할 거라고 이야기했습니다. 그리고 나서도 몇 번 더 내원했는데, 그래도 뭔가 이상하다는 이야기를 계속했지요. 실제 몸이 좋아지고 있어도 말이지요.

똥이 왜 중요할까요? 어떤 사람은 화장실을 자주 가서 문제고, 어떤 사람은 화장실을 못 가서 문제가 됩니다. 똥으로 고생해본 사람은 압니다. 똥을 잘 못 싸면 죽을 수도 있단 사실을요.

좋은 식사를 하고 있는지를 알 수 있는 지표가 크게 3가지입니다. 대변, 소화, 피로도지요. 소화가 잘되는지, 먹고 나서 피로하지는 않은지, 대변이 잘 나오는지를 통해서 식사를 점검하는 거죠. 그리고 그중에서 가장 쉽게 체크할 수 있는 부분이 대변입니다.

똥은 우리의 식사 성적표입니다. 밥을 어떻게 먹고 있는지, 그 식사가 몸을 건강하게 하고 있는지를 나타내주죠. 가장 좋은 변은 황금빛 바나나 형태라고 합니다. 그리고 약간은 물에 뜨는 느낌이 들면 좋아요. 물을 내리면 약간 풀어지는 느낌이 들면 소화가 잘된 변입니다. 이런 이상적인 형태를 저도 자주 보지는 못합니다. 자신에게 불편한 음식을 줄이면 이런 변을 볼 수 있지요.

변이 황금빛 바나나가 아니라면 먹는 걸 조정할 필요가 있습니다. 변을 보고 나서 물 내리기 전에 한 번 봐주세요. 변의 색과 형태를 기본으로 본 후에, 안에 음식물이 섞이진 않았는지 지방이 뜨지 않는지를 봐야 합니다.

그리고 변을 눌 때 힘들지 않은지, 보고 나서 불편한 느낌이 남는지 등을 체크해주세요. 질환이 아니더라도 이런 불편은 있을 수 있습니다. 큰 걱정은 우선 접어둘게요.

변을 살피면서 음식을 먹어야 합니다. 평소와 다르게 변의 형태가 변했다면 전날 먹었던 음식들에 대해서 생각해봐야 합니다. 전날 먹은 음식이 기억이 잘 안 난다면 음식 사진 찍기를 추천합니다. 그리고 변을 보고 나서 뭔가 이상하다 싶으면 전날 먹은 음식 사진들을 쭉 보세요. 그리고 '이 음식이, 이 재료가 나에게 안 좋을 수도 있겠다'라고 생각이 든다면, 그 음식을 줄여 가면서 변의 형태를 다시 체크하면 됩니다.

두 번째는 소화입니다. 그런 음식들 있지 않으세요? 몸에 좋다는 음식으로 알려져 있는데, 그것만 먹으면 잘 체하는 경우 말이에요.

가장 대표적인 음식들이 익히지 않은 음식이었습니다. 예를 들면

회, 생야채, 과일이지요. 이게 뭐가 나쁘냐고 생각하시겠지만 차가움이 단점일 수 있습니다.

저는 가끔 당근을 먹다가 체합니다. 근채류의 야채들이 저와 맞지 않거든요. 그래서 저는 근채류는 빈속에 먹지 않는다는 것과 생으로 먹지 않는다는 원칙을 세웠습니다. 어떤 음식이든 소화하지 못한다면, 그 음식은 나와 잘 안 맞는 음식입니다.

케일과 양배추 같은 식이섬유가 풍부한 야채도 몸에 좋습니다. 그런데 케일과 양배추만 먹으면 설사를 한다면요? 그럴 때는 꼭 생으로 먹어야 할 필요는 없지요?

그럼 익히세요. 갈아서 드셔도 됩니다. 아예 안 먹는 것도 괜찮습니다. 이 음식이 아무리 몸에 좋다고 알려져 있어도 꼭 나에게도 좋다는 법은 없어요. 좋다고 알려진 음식들도 생산 환경, 가공 과정, 조리에 따라서 차이가 있습니다.

체해서 하루 종일 두통과 소화불량에 시달리고 가스가 가득 차면, 그날 하루를 완전히 날려 버리죠. 그런 음식이 나에게 좋을 리 없습니다. 소화가 안 되는 음식은 사람마다 다르고 너무나 다양합니다. 그러니 꼭 본인을 기준으로 맞게 드시길 바랍니다.

세 번째는 피로도입니다. 몸 상태와 에너지 사용을 가장 잘 나타내주는 신호가 피로니까요. 자극적이고 피로를 일으키는 음식을 어느 정도 제거하고 피로도 변화를 체크해야 합니다. 당연히 소화하는 데

부담이 되는 음식들은 피로도를 높이니까요.

술을 과하게 마신 다음 날, 몸이 개운하다는 분은 없겠지요? 당분이 높은 빵이나 과자 등의 음식을 먹고 나면 먹을 당시는 괜찮지만, 당이 높아졌다가 인슐린의 분비로 갑작스럽게 당이 저하되면 급격한 피로가 오게 됩니다.

당연히 과식하면 힘듭니다. 음식을 소화하는 데 에너지를 너무 많이 쓰면 안 됩니다. 음식을 먹은 게 안 먹은 것보다 더 피곤한 상태가 되는 거죠. 그러니 식사한 후 1~2시간 동안 식곤증이 너무 심하면, 그 음식은 피하는 게 좋습니다.

알약, 보조식품을 먹고 피로도가 높아지는 경우가 있습니다. 속쓰림과 함께 갑자기 어지럽거나 두통이 발생하는 경우도 있습니다. 그래서 보조식품이나 약까지도 고민해보는 게 필요합니다.

이렇게 3가지를 체크해보면 우리가 어떤 하루를 살았고, 스스로 어떤 음식을 제공했는지를 알 수 있습니다. 그리고 먹는 걸 조정하면 스스로 더 건강한 식사로 건강한 똥을 만들 수 있겠지요.

변비에 좋다는 식품들이 많지요? 우선 식사를 바꾸는 게 먼저지만 그래도 편하게 대변을 볼 수 있는 팁이 있습니다. 바로 프로바이오틱스와 프리바이오틱스를 복용하는 겁니다. 프로바이오틱스는 유산균이고 프리바이오틱스는 유산균의 먹이가 될 수 있는 섬유질이라고 생각하면 쉽지요.

변이 무르면 프로, 변이 단단하다면 프리를 먼저 생각해주세요. 그리고 두 개 다 먹는 걸 권유합니다.

단, 본인에게 잘 맞는 걸 찾아야 합니다. "나는 프로바이오틱스는 잘 안 맞아."라고 하기 전에 균에 따라서 다르다는 걸 알아주면 좋을 거 같아요. 그러니 우선 우리나라 사람들에게 맞춰서 나온다는 프로바이오틱스를 구매하고, 복용하면서 자신의 변 상태를 잘 관찰해주세요. 그럼 훨씬 좋아지는 걸 느낄 수 있을 겁니다.

그 외 한의학에서 대체로 사용했던 약재 중 주위에서 익숙하게 구할 수 있는 것이 알로에입니다. 변이 단단해서 보기 힘들 때 알로에를 복용하면 좋은 효과를 얻을 수 있습니다. 차전자피질경이 씨앗의 껍질도 그중 하나인데요. 차전자피의 경우는 실제 대변의 양을 늘리는 게 목적이라고 보면 됩니다. 그래서 변비에도 도움이 되지만, 설사에도 추천해드릴 수 있습니다. 실제 대장의 수분을 빨아들여서 대변을 형태가 있게끔 도와줄 수 있거든요.

먼저 차전자피를 시도해보고, 그다음 알로에를 시도해보기를 추천해드립니다. 우리가 시중에서 복용하는 변비약 중에서 용량을 늘리는 쪽이 차전자피에 가깝고, 알로에의 경우 장관을 자극하는 약들에 가까워서, 우선은 식이섬유를 늘리고 용량을 증가시키는 쪽을 먼저 쓰시는 걸 권유하거든요.

무른 변을 보는 분들이라면 2가지를 기억하면 좋습니다. 매운 것과 찬 것을 먹으면 설사하는 분들입니다. 그 음식들부터 먼저 줄이는 겁니다.

최근 장내 세균총을 검사해주는 경우도 있습니다. 이 경우 검사를 통해서 본인에게 맞는 유산균을 추천받을 수 있습니다. 하지만 보편적인 이야기가 나에게는 적용되지 않을 수 있습니다. 자세한 사항은 전문가와 상담하기 바랍니다.

| 변의 색, 양상별 |

변의 형태에 따라서 나누는 지표를 '브리스톨 대변 도표'라고 합니다. 설사에서 변비까지 다양하지요. type 4 정도가 정상 변입니다. 몸 상태에 따라서 3~5 정도를 왔다갔다 할 수 있지요. 하지만 계속 1~2 상태_{변비}거나 6~7 상태_{무른 변, 설사}에 있다면 조정이 필요합니다.

변비가 있다면 식이섬유를 늘려야 합니다. 그래서 야채, 해조류를 많이 섭취할 수 있도록 해야 하지요. 그리고 설사일 때는 기름기 많거나, 자극적인 음식들을 줄여야 합니다.

설사이거나 무른 변 상태에서 변이 시원하지 않다면 자극적인 음식을 줄일 필요가 있습니다. 변이 시원한지 아닌지도 불편을 표현하는 하나의 방법이지요. 설사인데도 변비처럼 느껴질 정도로 변을 보기가 불편하거나 시원하지 않다면, 꼭 식사를 바꿔야 합니다.

브리스톨 대변 도표
Bristol Stool Chart

Type 1	견과류처럼 분리된 단단한 덩어리들 (배변이 어려움)
Type 2	소시지 모양이지만 단단함
Type 3	소시지 같지만 표면에 금이 있음
Type 4	소시지 또는 뱀 같고, 매끄러우며 부드러움
Type 5	윤곽이 뚜렷한 가장자리의 부드러운 방울들 (배변이 쉬움)
Type 6	고르지 못한 가장자리의 솜털(거품) 같은 조각들, 곤죽 같은 대변
Type 7	묽은, 단단한 조각이 없음. 전부 액체

변의 색에 따른 질환 양상

녹 색 : 설사가 심하거나, 녹색 채소를 과다 섭취했거나, 철분 제제 복용이 원인일

수 있습니다.

회 색 : 췌장염이 있거나, 담도 폐쇄나, 담낭염이 원인일 수 있습니다.

흰 색 : 기름이 췌장에서 분해되지 않아 기름기가 떠서 생기는 현상일 수 있으며,

● 50부터는 알아서 척척, 건강해지는 착한 몸은 없다

간·쓸개나 간경변·간염 등 간질환이 원인일 수 있습니다.

빨간색 : 특정 음식이나, 식도·위·십이지장 출혈이 원인일 수 있습니다.

검은색 : 특정 음식이나 약물 섭취, 소장·대장·항문 출혈이 원인일 수 있습니다.

변의 색이 이상하다면, 우선 고민할 건 음식입니다. 보자마자 질환을 의심하는 경우보다는 내가 먹은 음식의 색이 대변에 나타나는 경우가 많기 때문이지요. 그러니 지레 겁부터 먹지 말고, 우선 대변의 색에 이상이 있다면 식사를 변화시켜야 한다는 걸 기억하길 바랍니다.

그리고 〈변의 색에 따른 질환 양상〉을 체크한 후에 이런 현상이 지속된다면, 반드시 내과를 방문하기를 추천해드립니다. 앞으로는 대변을 본 후에 그냥 물을 내리지 말고, 1주일에 한 번이라도 꼭 확인하는 습관을 가져주세요.

✚ 체하였느냐?

> ✚ 우리는 기분, 감정, 호불호를 숨기면서 괜찮은 체한다.
> 괜찮은 체할수록 몸은 더욱 체한다.
> 그러니 이제 '체' 좀 그만하자.

소화불량을 자주 호소하는 환자분이 있었습니다. 그분은 소화가 안 되면 머리가 깨질듯 아프고, 잠도 제대로 이루지 못했습니다. 침 치료와 약 처방으로 호전이 됐지만, 일이 많거나 신경쓸 일이 생기면 또다시 찾아오곤 했지요. 그럴 때마다 별일 아니라는 듯 "자꾸 체하네요." 라고 이야기합니다.

참 속상했습니다. 아무리 생각해도 식사만의 문제는 아니었거든요. 한의원에서 자주 보는 질환 중 하나가 소화불량입니다. 흔히들 체(滯)했다고 하지요.

체는 막혔다는 것입니다. 대체로 우리가 아는 것은 '식체'입니다. 먹

● 50부터는 알아서 척척, 건강해지는 착한 몸은 없다

은 음식물이 체했다는 것이지요. 한의학에는 '기체氣滯'라는 것이 있습니다. 기운이 막혔다는 것이지요.

《동의보감》〈기문氣門〉에 보면 "칠기七氣가 서로 섞이고 담연이 엉겨 솜이나 얇은 막 같은 것이, 심하면 매실의 씨 같은 것이 인후 사이를 막아 뱉어도 나오지 않고 삼켜도 내려가지 않는다. 혹은 속이 그득하여 음식을 먹지 못하거나, 상기가 되어 숨이 차오른다."라고 적혀 있습니다.

칠기란 감정을 의미합니다. 여러 감정이 얽히고설켜 있으면 내려가지도 않고, 올라가지도 않는 무언가가 생기죠. 우리는 그것 때문에 음식을 먹지도 못하고 숨도 찹니다. 숨이 짧아지고 다급해지면 두통도 올 수 있지요. 마치 고구마 100개를 먹은 것 같은 느낌이 들지 않나요? 기체라는 단어는 어색하지만, 우리에게 익숙한 느낌으로 나타납니다. 이 느낌은 언제 올까요?

간단한 예를 들어볼게요. 상사랑 점심을 먹으러 나왔습니다. 날도 더워 죽겠는데 갑자기 뜨끈한 바지락 칼국수를 먹자고 하네요. 와, 이런 더운 날에 꼭 먹어야겠냐 싶습니다. 짜증이 납니다. 식당 문을 열고 들어가는데 뜨끈한 습기가 가득합니다. 그렇게 식사를 하면 체하지요. 아무리 맛있는 음식이라고 해도 상황에 따라서, 마음에 따라서 다른 음식이 됩니다. 그러면 마음도 몸도 전혀 원동력을 얻지 못하지요. 그냥 배만 채웠다는 생각이 듭니다.

우리는 자주 체하며 삽니다. 기분, 감정, 호불호를 꼭꼭 숨기면서 괜찮은 체합니다. 그러니 편할 리 있나요? 두통도 오고, 배도 아프게 되지요. 그러니 우리 이제 '체' 좀 그만합시다. 세상에 아무리 중요한 것도 나보다 소중하지는 않습니다. 머리 아프게 신경쓰며 사는 이유도 다 '나'를 위해서잖아요. 그러니 나를 '체'하는 것들로부터 멀어지게 해야 합니다.

세상에 하고 싶은 일만 할 수도 없고, 하고 싶은 일을 한다고 항상 내 마음대로 되지도 않습니다. 사람도 일도 내 마음대로 되지 않는다는 걸 어른이 되어서 깨닫고 있지요. 이런 현실 속에서 '체'하지 않고 살 방법은 정말 없을까요?

있습니다. 우선은 체할 거 같은 상황을 알고 있지요? 내가 나답지 않게 굴고 있다는 느낌, 감당할 수 없는 일이 한꺼번에 쏟아지는 압박감을 인지할 수 있지요. 그럼 우선 만사 제쳐두고 일단 크게 숨을 한 번 들이쉬어보세요. 그리고 내뱉는 거죠. 지금 당장 하지 않으면 큰일 날 것 같은 일을 멈추세요. 지금 당장 숨쉬지 않으면 더 큰 일이 생깁니다. '체'하는 거죠.

그러니 우선 모든 일을 멈추고 숨을 쉬세요. 들숨과 날숨을 느끼면서 지금 어떤 상황이고, 기분이 어떤지를 먼저 알아주세요. 그렇게 마음에게 시간을 주는 거죠.

인터넷을 보다가 너무 공감이 가는 글이 있었습니다. 〈인생에서 가장 부질없는 10가지〉라는 글인데요. 제 마음을 아프게 찔렀습니다. 내용은 이렇습니다.

① 무조건 참고 희생하는 것, ② 남의 시선을 너무 의식하는 것, ③ 타인의 인생을 걱정하는 것, ④ 스쳐지나는 인연에 연연하는 것, ⑤ 바꿀 수 없는 지난 일을 계속 생각하고 후회하는 것, ⑥ 연애에 너무 미련 갖고 목숨 거는 것, ⑦ 사랑하는 사람들에게 쓸데없는 자존심을 세우는 것, ⑧ 일어나지도 않을 일을 미리 걱정하는 것, ⑨ 유행이나 허세를 위해 돈을 쓰는 것, ⑩ 사랑이나 인간관계가 영원하다고 믿는 것이었습니다.

체했을 때 제일 먼저 생각나는 것이 있지요. 바로 손가락과 발가락을 따는 겁니다. 따면 끄윽~ 시원하게 내려가죠. 그런데 따는 손가락과 발가락이 따로 있다는 거 알고 계신가요? 열 손가락과 발가락 모두 괴롭히지 마시고, 제일 효과적인 하나만 따자고요! 그럼 더 효과적으로 체한 게 내려갈 겁니다. 심지어 덜 아프고요.

소화와 관련이 큰 장부는 비와 위입니다. 비위 상했다고 할 때 그 비위죠. 이 2가지 경락이 가는 곳을 안다면 우리가 따야 할 자리는 정해져 있지요. 바로 엄지발가락 양옆에 있는 은백, 대돈과 두 번째 손가락의 상양, 두 번째 발가락의 여태입니다.

4개를 다 따도 좋지만 가장 효과가 있는 자리는 상양입니다. 열을 내릴 때도 사용할 수 있고 치통이 있을 때도 쓰지만, 가장 좋은 건 소화더라고요.

기체에 쓸 수 있는 약으로 한의학에서 추천하는 약재는 '청피'입니다. 귤껍질이지요. 귤과 레몬 같은 라임류들의 과일들이 속을 시원하게 하고 기운을 돌리는 효과가 있습니다.

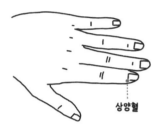

상양혈

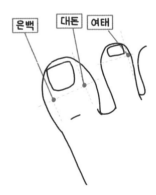

은백   대돈 여태

✚ 몸에 좋다고 하던데

✚ 몸에 좋은 음식은 사람마다 다르지만,
몸에 나쁜 음식은 대부분 비슷하다.
몸에 좋은 음식을 찾기보다 몸에 나쁜 음식부터 먼저 피하라.

코끝을 스치는 바람에서 서늘한 기운이 느껴지면 환절기가 찾아왔다는 신호입니다. 환절기가 되면 특히 기운이 없다며, 한의원에 많은 환자가 방문합니다. 자꾸 힘이 빠진다고들 하지요. 왜 이렇게 기운이 없는 건지 궁금해하지요.

사람이 사는 것은 기氣로 사는 것입니다. 마치 물고기가 물에서 사는 것처럼 말이지요. 물이 오염되면 물고기가 살 수 없듯이, 기가 흐리면 사람이 살 수 없게 됩니다. 기가 살아야 사는 것이지요. 병은 기가 순조롭지 않을 때 발생합니다. 소위 '열 받을' 일이 많을 경우, 표현 그대로 '기가 막히'는 일을 자주 겪게 되지요.

기는 몸 안에서 생명의 근본입니다. 호흡의 문호門戶로 오장육부, 12경맥, 삼초三焦, 상초·중초·하초로 이루어져 몸의 생리 활동을 돕습니다의 근본입니다. 매일매일 생명 활동을 가능케 하는 기는 직접적으로 사람이 먹는 음식물의 영양분으로부터 얻습니다. 이 기가 음식에서 생기기 때문에, 기氣자에는 '천기 기气'자에 '쌀 미米'자가 들어 있는 것이지요.

동의보감에는 '기'와 관련된 부분이 있습니다. 기운이 동의보감의 기와 딱 맞아떨어지는 말은 아니지만, 그래도 내용을 읽다 보면 저절로 고개가 끄덕여집니다.

> 매일 먹는 음식의 정수가 기를 보한다. 이렇게 기는 곡식에서 나오기 때문에, 기와 미가 합쳐져 글자가 만들어진 것이다. 몸속에는 천지의 음양을 만들어낸 기가 온전히 갖춰져 있으므로 신중하게 써야 한다.
>
> 20세가 되면 기가 굳세어지는데 욕심을 줄이고 힘을 덜 쓰면 기가 자라나고 회복되며, 욕심을 부리거나 피로하면 기가 적어지고 짧아진다. 기가 적어지면 몸이 약해지고, 몸이 약해지면 병이 생기며, 병이 생기면 생명이 위태로워진다.
>
> ─《동의보감》〈기는 곡식에서 나온다, 氣生於穀〉

기는 곡식에서 나옵니다. 이 부분은 너무나 잘 알고 있습니다. 그리고 욕심을 줄이고 힘을 덜 쓰면 기가 자라나고 회복되며, 욕심을 부리거나 피로하면 기가 적어지고 짧아집니다. 그리고 기가 적어지면 최

● 50부터는 알아서 척척, 건강해지는 착한 몸은 없다

종적으로는 생명이 위태로워진다고 하지요.

기운이란 게 우리가 쓰는 모든 에너지, 전체를 말하고 있다는 느낌이 듭니다. 이러한 기운이 없어지는 이유도 잘 설명되어 있네요. '욕심을 부리거나 피로하면'입니다.

갈선옹의《청정경》에, "사람이 욕심을 버리면 절로 마음이 고요해지고 마음을 맑게 하면 절로 신神이 깨끗해져서, 저절로 육욕六欲이 생기지 않고 삼독三毒이 소멸된다. 사람의 마음은 비우면 맑아지고, 바르게 앉으면 고요해지며, 적게 말하고 적게 들으면 신과 명命이 보존된다. 말을 많이 하면 기가 상하고, 자주 기뻐하면 감정이 흐트러지고, 자주 성을 내면 감정을 상하고, 자주 슬퍼하거나 생각이 많으면 신을 상하고, 욕심을 부려 몸을 피곤하게 하면 정을 상한다. 이러한 행위들은 수행하는 사람들이 해서는 안 된다."라고 하였다

─《동의보감》〈양생의 요결, 攝養要訣〉

마음을 고요하고 맑게 하면 6가지 욕심이 생기지 않고, 3개의 독이 사라진답니다. 마음이 비워지면 맑아진답니다. 바르게 앉으면 고요해진답니다. 감정이 흐트러지거나 상하는 것은 기쁨과 화에 의해서입니다. 생각이 많으면 정신이 상하고, 욕심을 부려 피곤하면 정이 상한다고 하네요.

우리는 기운이 없으면, 먼저 먹는 걸 고민하게 되지요. 기가 곡식에

서 나오는 걸 알기에 몸이 어떤 걸 먹어야 하는지를 생각해보게 됩니다. TV에서 봤는데 뭐에는 뭐가 좋다더라 하면서 말이지요.

당뇨에는 돼지감자가 좋다더라, 여주가 좋다더라 하면서 먹는 경우도 있습니다. 또는 다이어트에는 토마토가 좋다는 얘기를 들었다면서, 토마토만 먹는 경우도 있습니다. 한동안 황제 다이어트가 유행하면서 소고기만 먹고, 저탄고지가 유행하면서 지방을 섭취하기도 했지요.

저도 몸에 좋다는 음식들 많이 찾아다닙니다. 그런데 우리의 기가 적어지는 이유는 욕심을 부리거나 피로하기 때문입니다. 그러니 욕심과 피로를 줄이는 게 필수죠. 그래서 먹는 것도 실제 몸에 좋은 기가 될 음식을 고르기보다, 기운을 빼앗아가는 음식을 가리는 게 더 중요합니다.

따라서 몸에 나쁜 음식을 피하고자 더 노력해야 합니다. 그게 더 중요한 일이거든요. 그 이유를 하나씩 설명해볼게요.

몸에 좋다는 음식들을 일일이 열거하지는 않을게요. 어떤 음식이 좋은지는 사람마다 다르니까요. 그런데 다 함께 피해야 할 음식은 있습니다. 가공식품, 인공 조미료, 환경 호르몬, 유전자 조작식품 등입니다.

이 음식들은 건강에 이상을 일으키지 않는다지만, 몸에 좋다고 생각하고 먹는 사람들은 없지 않나요? 보양식으로 햄 먹는 사람 있을까요? 밀가루는요? 과자는요? 즉석식품은요?

그래서 저는 "우선 몸에 안 좋을 수도 있는 음식은 피해보는 건 어떨까요?"라고 제안해보고 싶은 겁니다. 몸에 해로운 것 같지만, 건강한 사람들에게는 괜찮은 음식들 말이에요. 그러나 건강에 신경쓴다면 유의해야 할 음식이지요.

제가 강조하고 싶은 내용은 따로 있습니다. 바로 '몸에 좋다고 알려진 음식들도 해로울 수 있다'는 겁니다. 이건 사람마다 다르다고 명확하게 이야기할 수 있어요. 한의학적 체질까지 들어가면 이야기가 너무 길어지니, 여기서는 우리가 일반적으로 먹고 좋아하는 음식들을 소개할게요.

유제품은 몸에 좋습니다. 예를 들면 칼슘이 부족한 사람들에게요. 물론 소화가 잘되는 사람들에 한해서요. 유당불내증이 있는 사람들에게 우유는 소화가 안 됩니다. 그런 사람들에게는 칼슘이 중요한 게 아니죠. 소화가 안 되면 흡수가 될 리 없으니까요. 그러니 안 먹는 게 더 좋습니다. 다른 방법으로 칼슘을 섭취하는 게 훨씬 좋죠.

샐러드도 몸에 좋습니다. 그런데 차가운 음식을 먹으면 설사하는 분들 있지요? 그분들한테는 생야채는 쥐약입니다. 따뜻하게 데우거나, 또는 데쳐 드시기를 추천합니다. 차가운 음식은 전부 피하는 게 좋죠. 거기다 생식은 권하지 않습니다. 여기에 과일과 회도 포함됩니다.

과일은 어떨까요? 속쓰림을 호소하는 분이 아침 사과가 좋다고 아침 사과를 먹는 건, 위장에 더 나쁜 일입니다. 비타민 때문에 먹는다면 야채가 더 좋을 겁니다. 그리고 빈속에 사과나 커피를 먹는 건 위장이 정말 싫어하는 일이에요. 우선 물 한 잔, 그리고 부드러운 식사를 먼저 하면 속쓰림이 좀 덜 할 겁니다. 그러니 과일은 빈속에 먹지는 말아주세요.

맛있는 걸 먹으면 행복합니다. 큰 행복이지요. **음식을 즐기세요. 대신 몸이 즐기는 음식을 함께 즐기면 좋겠습니다. 혀가 즐겁게 먹는 음식 말고요. 습관적으로 먹던 좋아하는 음식 말고요. 지금 몸이 원하는 음식, 소화를 할 수 있는 음식을 드시길 바랍니다.** 몸이 원하는 음식이 무엇인지는 어떻게 아냐고요?

먼저 '소화가 잘되나요?'를 체크해야 합니다. 어떤 음식을 먹었을 때, 가스가 차거나 더부룩함을 호소하면 안 먹는 게 좋겠지요. 그리고 더부룩함을 지나서 체했다는 느낌이 든다면 당연히 안 됩니다.

가스가 차고, 트림이 나오고, 방귀가 나오는 것도 안 됩니다. 몸이 잘 못 쓰고 있다는 이야기거든요. 그리고 대변에 이상을 만들어내는 음식도 몸이 좋아하는 음식은 아닙니다. 변이 물러진다거나, 변을 보고 나서도 시원하지 않다면 음식의 변화가 꼭 필요합니다.

그렇게 피할 음식을 정했다면, 내가 좋아하는 음식을 다시 체크해보세요. 소화가 잘되고, 속이 편했던 음식만 남을 겁니다. 그리고 이제 새로운 음식들을 조금씩 추가해보세요. 일주일에 하나씩 정도요. 그러면서 내가 소화를 할 수 있는지 지켜보면서 하나씩 늘리면 됩니다.

새로운 음식을 만나고, 맛있는 음식을 만나는 건 너무나 즐거운 일입니다. 심지어 그 음식을 몸이 함께 좋아한다면 최상의 나를 만날 수 있을 겁니다. 몸과 함께 음식을 즐기세요. 몸의 에너지를 잘 보존하고 사용할 수 있도록 말이지요. 이 과정을 통해서 내 음식군을 만들어주는 것입니다.

몸과 함께하는 식사는 삶의 행복도를 올려 주지요. 몸과 함께 음식을 즐기는 하루가 되기를 바랍니다.

사상의학과 체질에 맞는 식사

다양한 식사 방법을 소개하면서 가장 많이 했던 말이 "내가 어떤 식사가 맞는 사람인지 알아야 한다."였습니다. 그런데 기본 정보도 없이 무턱대고 찾으려고 들면 처음엔 우왕좌왕하게 되지요. 그래서 '나 = 식사'를 연결시켜줄 첫 번째 정보로, 체질에 대해서 소개하고 싶어서 TIPS를 마련했습니다.

환자분들이 자주 하는 질문이 "제 체질에 OO 먹어도 되나요?"입니다. 대체로 가장 많이 궁금해하는 건 홍삼과 인삼이고, 그 이외에도 회와 과일에 대해서도 많이 묻습니다. 그럼 최대한 각기 다른 체형, 성격, 분위기, 정서적인 부분을 고려해서 답해주려고 노력합니다.

그런데 체질 감별은 사상의학 전문의에게 맡겨야 한다고 생각하는 저로서는 퍽 난감할 때가 많습니다. 기본적인 정보만 가지고 체질을 판단하기가 쉽지 않거든요. 그러니 최대한 잘못된 정보를 전하지 않기 위해서 노력하지요.

그럼에도 체질에 대해 이야기해야겠다고 생각한 이유는 식사할 때 참고할 수 있는 부분이 많기 때문입니다. 각기 다른 체질별로 어떤 식사가 좋은지에 대한 좋은 가이드가 되어 줍니다.

우선 체질을 나누는 방법에는 잘 알려진 4체질과 거기서 세분화한 8체질이 있습니다. 사상의학에서는 태양인, 소양인, 태음인, 소음인 4체질로 나누고 있습니다. 8체질은 4체질에서 다시 음양을 나눠서 8개로 구분해 놓았습니다. 그러니 둘은 뿌리를 같이하고 있지요. 그래서 우선 이야기할 부분은 사상의학입니다.

사상의학에서는 형색성정에 따라서 사람을 4가지로 분류합니다. 이걸 쉽게 이야기하면 체형, 성격, 분위기, 질환 등에 따라서 사람을 나눕니다. 당연히 그에 맞는 음식이나 식사법도 다르죠.

다음 표는 한의사협회에서 제공하고 있는 사상의학에 대한 정보입니다. 가장 기본적으로 체질을 분류하기 위해서 우리가 알아봐야 하는 정보입니다. 차근차근 읽어보고 자신과 가장 비슷한 체질에 대해서 생각해보세요.

이것만으론 내가 무슨 체질인지 잘 모르겠다고 하는 분이 많습니다. 그게 실제로 정상입니다. 사상의학도 의학이기에 자주 앓는 질환, 그리고 거기에 사용하는 약이 가장 핵심 정보가 될 수 있습니다. 거기에 추가로 음식까지 알려드린다면, 어떤 체질인지 더 알기 편하지 않을까 생각됩니다. 그래서 체질별로 이로운 음식과 해로운 음식도 함께 정리했습니다.

	체형기상	성질재간 및 용모사기	병증약리
태양인	태양인은 전체 사상인 중에서 가장 수가 적어, 구별하기 어려운 체질입니다. - 용모가 뚜렷하고 살이 비후하지 않습니다. - 목덜미가 굵고 실하며 머리가 큽니다. - 엉덩이가 작습니다. - 가슴 윗부분이 발달했습니다. - 다리가 위축되어 서 있는 자세가 불안합니다. - 하체가 약해 오래 걷거나 서 있기가 불편합니다.	좋게 얘기하면 과단성 있는 지도자형이고, 나쁘게 얘기하면 독재자형입니다. - 성질재간 사회적 관계에 능하고, 상대방을 어려워하거나 꺼리지 않고 적극적으로 남들과 통합니다. 그렇지만 일이 제대로 되지 않으면 남에게 화를 잘 냅니다. - 항심 급박지심이 있습니다. 이것은 조급함을 뜻하는데, 급박지심을 자제해야 간혈이 부드러워지고 일이 제대로 풀립니다. 반면 무언가 지나치고 무리를 할 때 급박지심이 드러나서 일을 그르치고 건강을 망치는 경우가 많습니다. - 성격 항상 앞으로 나아가려고만 하고 물러서지 않습니다. 용맹스럽고 적극적이며 남자다운 성격입니다. - 심욕 방종지심이 있습니다. 제멋대로이고 후회할 줄 모릅니다. 독선적이고 계획성이 적으며 치밀하지 못합니다.	폐의 기능이 좋고 간의 기능이 약합니다. - 완실무병 소변량이 많고 잘 나오면 건강합니다. 평소에는 소변이 잘 나오지만, 몸이 불편하면 소변 보기가 불편합니다. - 대병 8~9일 변비가 계속되면서 입에서 침이나 거품이 자주 나오면 대병입니다. 곧 치료를 받아야 합니다. - 중병 열격증, 반위증, 해역증이 태양인의 체질병증인데, 이런 증세는 병이 중하기 전에는 잘 나타나지 않으므로 평소에는 건강한 사람처럼 보입니다. 3가지의 병증의 내용은 다음과 같습니다. • **열격증** : 음식물을 삼키기 어렵고 삼켰다고 해도 위에까지 내려가지 못하고 바로 토하는 증상입니다. 이때 식도 부위에서 서늘한 바람이 나오는 것처럼 느껴집니다. • **반위증** : 음식물을 먹으면 명치 아래가 그득하고 일정 시간이 지나면 토하는 증상입니다. • **해역증** : 말하기도 귀찮을 정도로 온몸에 권태감이 심하고 노곤하여 움직이기 싫으며 다리가 풀리고 몸이 여위는 증상입니다.
		명랑하고 시원스러운 의리의 사나이형이라고 볼 수 있습니다. 솔직 담백하고 의협심이나 봉사정신이 강합니다. 지구력이	비위(췌장과 위장)의 기능이 좋고 신장의 기능이 약합니다.

156

	부족하여 싫증을 잘 내고 체념을 쉽게 합니다. -성질재간 굳세고 날래며, 일을 꾸리고 추진하는 데 능합니다. 적극적이어서 일을 착수하는 데 어려워하지 않습니다. 행동거지가 활발하고 답답해 보이지 않으며 시원시원합니다.	- 완실무병 소양인은 대변이 잘 통하면 건강한 상태입니다. 평소엔 대변을 순조롭게 보지만, 몸이 불편하면 변비가 생깁니다.
소양인은 그 수가 많고 비교적 구별하기 쉽습니다. - 말하는 모습이나 몸가짐이 민첩해서 경솔하게 보일 수도 있습니다.	-항심 구심(두려워하는 마음)을 항상 가지고 있습니다. 너무 쉽게 일을 벌이다 보니, 뒤에 가서 문제가 자주 생겨 항상 무슨 일이 생길까 두려워하기 때문입니다. 구심이 발전하면 건망증이 됩니다.	- 대병 하루라도 대변을 못 보면 대병을 의심해야 합니다. 소양인은 병의 진전이 빠르므로, 대변이 불통하면 다른 증상을 볼 것도 없이, 즉시 치료책을 강구해야 합니다.
소양인 - 가슴 부위가 성장하여 충실합니다. - 엉덩이 부위가 빈약하여 앉은 모습이 외롭게 보입니다. - 하체가 가벼워서 걸음걸이가 날렵합니다.	-성격 성격이 급하고, 매사에 시작은 잘하지만 마무리가 부족합니다. 그리고 밖으로 돌려고 할 뿐 안을 지키려 하지 않습니다. 따라서 벌여 놓은 일을 잘 정리하지 않고, 일이 잘 추진되지 않으면 그냥 방치해 버리는 경우가 많습니다. 또한 다른 사람을 돕는 일에는 신바람을 내지만 집안일에는 소홀한 편입니다.	- 중병 대변을 이삼일만 못 봐도 가슴이 답답하고 고통스러우면 중병입니다. 소양인은 오랫동안 대변을 못 보면, 반드시 가슴이 뜨거워지는 증세를 보입니다.
	-심욕 편사지심이 있습니다. 지나치게 밖의 일에만 신경 쓰고 안을 다스리지 않으면 사사로운 정에 치우치는 마음이 생긴다는 의미죠. 이해타산이나 공사의 구분 없이 감정에 따라 일을 처리하게 됩니다.	

| 태음인 | 체형이 뚜렷해서 확연히 태음인의 체질임을 알 수 있는 경우도 있으나, 분명하지 않은 경우가 많습니다.

- 키가 크고 체격이 좋습니다(간혹 수척한 사람이 있으나 골격만은 건실합니다).

- 목덜미의 기세가 약합니다.

- 살이 찌고 체격이 건실합니다.

- 허리 부위의 형세가 성장하여 서 있는 자세가 굳건합니다. | 대체로 말수가 많지 않고, 운동보다는 도락을 좋아합니다. 둔하고 게으르며, 의심이 많습니다. 예로부터 영웅과 열사가 많으나, 반대로 식견이 좁고 태만하여 우둔한 사람도 많습니다.

- 성질재간
꾸준하고 침착하여 맡은 일은 꼭 성취하려고 합니다. 행정적인 일에 능하고, 어떤 어려움이 있더라도 일을 쉽게 포기하지 않습니다. 그리고 결말을 짓지 못하면 못 견뎌 합니다.

- 항심
겁심(조심성)이 있습니다. 겁심이 가라앉으면 안정되고 믿음직스럽게 일을 처리하지만, 어떤 일이든 해보기 전에 겁을 내거나 조심이 지나치면 아예 아무 일도 못합니다. 겁심이 지나치면 정충증(가슴이 울렁거리는 증상)이라는 병에 걸립니다.

- 성격
보수적이어서 변화를 싫어합니다. 밖에서 승부를 내지 않고 안에서 일을 이루려 합니다. 따라서 가정이나 자기 고유의 업무 외엔 관심이 없습니다.

- 심욕
물욕지심이 있습니다. 내부를 지키려는 마음이 지나치면 물욕에 얽매이기 쉽기 때문이지요. 자기 일을 잘 이루고 자기 것을 잘 지키는 모습은 좋지만, 자기 것에 대한 애착이 지나치면 집착이 되고 탐욕이 됩니다. | 간의 기능이 좋고 폐, 심장, 대장, 피부의 기능이 약합니다.

- 완실무병
태음인은 땀구멍이 잘 통하여 땀을 잘 배출하면 건강합니다. 평소에 땀이 많아 조금만 몸을 움직여도 땀을 흘리는데, 땀을 쏟고 나면 상쾌해집니다.

- 대병
피부가 야무지고 단단하면서 땀이 안 나오면 대병입니다. 땀이 안 나오면 곧 다른 증상을 동반하여 병이 진행되므로 서둘러 치료해야 합니다.

- 중병
설사병이 생겨 소장의 중초가 꽉 막혀서 마치 안개가 낀 것 같은 답답함을 느끼면 중병입니다. |

소음인		
소음인은 상체보다 하체가 균형 있게 발달했고, 보통은 키가 작은데 드물게 장신도 있습니다. - 전체적으로 체격이 말랐으며 약한 체형입니다. - 앞으로 수그린 모습으로 걷는 사람도 많습니다. - 가슴둘레를 싸고 있는 자세가 외롭게 보이고 약합니다. - 엉덩이가 큽니다.	사색을 좋아하는 꽁생원형이라고 볼 수 있습니다. 내성적이고 수줍음이 많아 자기 의견을 잘 표현하지 않습니다. 질투심이나 시기심이 많고, 한 번 감정이 상하면 오랫동안 풀리지 않습니다. - 성질재간 유순하고 침착합니다. 그리고 사람을 잘 조직하는 재간이 있습니다. 세심하고 부드러워 사람들을 모으는 데 유리하고 작은 구석까지 살펴 계획을 세우기 때문입니다. - 항심 불안정지심이 있습니다. 세심함이 지나치면 소심함이 되기 때문이지요. 이 불안정한 마음은 건강에도 나쁜 영향을 미치는데, 작은 일에도 걱정을 많이 하면 소화가 되지 않고 가슴이 답답해집니다. - 성격 내성적이고 여성적이기 때문에 적극성이 적고 추진력이 약합니다. 그러나 생각이 치밀하고 침착합니다. 그리고 개인주의나 이기주의가 강하여 남의 간섭을 싫어하고 이해타산에 자주 얽매입니다. - 심욕 투일지심이 있습니다. 내성적이고 소극적인 성격이 지나치면 안일에 빠지기 쉽기 때문이지요. 하찮은 모험도 꺼려 크게 성취할 수 있는 기회를 놓치고 마는 경우가 많습니다.	신장의 기능이 좋고 비위의 기능이 약합니다. - 완실무병 비위의 기운이 약하지만, 비위가 제대로 움직여 음식의 소화를 잘하면 건강합니다. 음식을 봐도 먹고 싶은 생각이 안 생기고 먹어도 가슴이 그득하면, 소음인 스스로 몸에 불편함을 느낍니다. - 대병 땀이 많이 나오면 병입니다. 태음인과는 달리 허한 땀이 나오면 병이 이미 진행 중이므로 서둘러 치료해야 합니다. - 중병 설사가 멎지 않으면서 아랫배가 얼음장 같이 차가운 증상입니다. 소음인에게는 허약한 비위 때문에 생기는 병이 많습니다. 평생 위장병으로 고생하는 사람도 다른 소음인이 많습니다. 그리고 다른 병이 있더라도 비위에 별 탈이 없으면 크게 염려하지 않아도 됩니다.

https://www.akom.org/Home/Health?id=2
대한한의사협회 : 한의학과 건강 중 사상의학 파트 참조

PART 2 | 나 잘 먹이고, 잘 싸는 법 ●   159

이로운 음식	해로운 음식
태양인	
- 채소 배추, 미나리, 깻잎, 숙주나물, 참나물, 시금치, 고사리, 청경채, 취나물, 양상추, 오이, 양배추, 가지, 샐러리, 케일, 브로콜리, 세발나물, 겨자채, 콜리플라워	- 채소 무, 당근, 콩나물, 감자, 고구마, 고추, 고춧잎, 호박, 연근, 우엉, 버섯류, 피망, 파프리카, 고들빼기, 쑥, 아욱
- 곡식 백미, 메밀, 녹두, 호밀, 귀리	- 곡식 밀가루 음식, 옥수수, 수수, 두류, 보리, 찰보리, 팥, 참깨, 검은깨,
- 육식 거의 없다	- 육식 돼지고기, 쇠고기, 닭고기, 양고기, 모든 유제품(치즈, 버터, 요구르트 등) 가공육(햄, 소시지, 핫도그, 햄버거 등)
- 생선과 해물 고등어, 꽁치, 청어, 전어, 돔, 복어, 우럭, 방어, 참치, 도다리, 삼치, 광어, 멸치, 뱅어포, 문어, 조개류, 전복, 해파리, 게, 바닷가재	- 생선과 해물 미꾸라지, 장어, 메기, 가물치, 잉어, 재첩, 해조류(김, 미역, 다시마, 파래 등)
- 양념 감식초, 포도당 분말, 화이트발사믹식초, 파, 양파, 겨자, 고추냉이, 천일염, 죽염, 아가베시럽, 케이퍼, 들기름, 아마씨유, 캐놀라유, 해바라기씨유	- 양념 마늘, 고추, 설탕, 화학조미료, 사과식초, 후추, 카레, 칠리소스, 꿀, 메이플시럽, 올리고당, 물엿, 간장, 마요네즈
- 과일 키위, 딸기, 복숭아, 파인애플, 체리, 감, 청포도, 앵두, 자두	- 과일 사과, 배, 밤, 멜론, 감귤, 오렌지, 수박, 견과류, 코코넛, 롱간, 아보카도, 살구
- 기호식품 코코아(무가당), 다크초콜릿, 모과차, 감잎차, 메밀차, 매실차, 유자차, 카모마일, 루이보스차	- 기호식품 커피, 녹차, 인삼차, 율무차, 옥수수차, 가공음료, 이온음료, 국화차, 보이차, 홍차, 재스민차, 칡차, 대추차, 결명자차, 구기자차, 박하차, 둥굴레차, 로즈마리차
- 술 매실주, 화이트와인	- 술 소주, 산사주, 청주, 막걸리, 복분자주
- 채소 배추, 오이, 호박, 참나물, 우엉, 취나물, 양배추, 시금치, 청경채, 콩나물, 비름나물, 케일, 셀러리, 숙주나물, 브로콜리, 고사리, 근대, 콜리플라워, 고구마	- 채소 고추, 감자, 상추, 고춧잎, 부추, 피망, 파프리카, 겨자채, 갓, 쑥

● 50부터는 알아서 척척, 건강해지는 착한 몸은 없다

소양인	- 곡식
	  백미, 보리, 찰보리, 두류, 팥류, 녹두, 귀리
	
	- 육식
	  돼지고기
	
	- 생선과 해물
	  복어, 장어, 삼치, 대구, 광어, 도다리, 병어, 방어, 숭어, 돔, 아귀, 우럭, 뱅어포, 새우, 게, 바닷가재, 조개류
	
	- 양념
	  감식초, 된장, 간장, 천일염, 죽염, 아가베시럽, 파, 양파, 케이퍼, 콩, 식용유, 호박씨유, 들기름, 아마씨유
	
	- 과일
	  감, 바나나, 배, 참외, 수박, 딸기, 파인애플, 블루베리, 블랙베리, 리치, 롱간, 망고스틴, 파파야
	
	- 기호식품
	  보리차, 감잎차, 구기자차, 이온음료, 두충차, 코코아(무가당), 초콜릿, 백련차, 루이보스차, 복분자, 주스
	
	- 술
	  복분자주
		- 곡식
		  현미, 찹쌀, 누룽지, 참깨, 옥수수, 검은깨, 수수
		
		- 육식
		  닭고기, 염소고기, 달걀, 노른자, 양고기, 오리고기
		
		- 생선과 해물
		  해조류(김, 미역, 다시마, 파래 등), 고등어
		
		- 양념
		  고추, 후추, 생강, 카레, 꿀, 계피, 고추냉이, 겨자, 칠리소스, 설탕, 올리고당, 물엿, 사과식초, 현미식초, 마요네즈, 참기름, 현미유, 옥수수유
		
		- 과일
		  사과, 감귤, 오렌지, 망고, 토마토, 키위
		
		- 기호식품
		  인삼차, 벌꿀차, 대추차, 생강차, 탄산음료, 칡차, 옥수수차, 모과차, 결명자차, 솔잎차, 율무차, 녹차, 홍차, 보이차, 둥굴레차, 계피차
		
		- 술
		  소주, 레드와인, 코냑, 산사주

태음인	- 채소
	  무, 감자, 고구마, 당근, 연근, 우엉, 버섯류, 고추, 호박, 고춧잎, 콩나물, 고들빼기, 아욱, 아스파라거스, 피망, 파프리카, 쑥, 달래, 냉이, 부추
	
	- 곡식
	  밀가루 음식, 백미, 수수, 옥수수, 두류, 참깨, 검은깨, 기장
	
	- 육식
	  돼지고기, 쇠고기, 양고기, 우유, 치즈, 버터, 요구르트
		- 채소
		  배추, 양배추, 오이, 시금치, 양상추, 깻잎, 청경채, 취나물, 고사리, 참나물, 미나리, 케일, 근대, 셀러리, 브로콜리, 세발나물, 비름나물, 겨자채, 숙주나물, 가지
		
		- 곡식
		  메밀, 보리, 찰보리, 녹두, 귀리, 호밀
		
		- 육식
		  거의 없다

	- 생선과 해물 민물장어, 미꾸라지, 메기, 해조류(김, 미역, 다시마, 파래 등), 홍어, 낙지	- 생선과 해물 고등어, 꽁치, 삼치, 참치, 방어, 병어, 숭어, 연어, 광어, 도다리, 쥐포, 뱅어포, 양미리, 돔, 복어, 우럭, 문어, 성게알젓, 해파리, 게, 바닷가재, 조개류, 전복, 소라
	- 양념 마늘, 설탕, 고추, 칠리소스, 간장, 된장, 메이플시럽, 물엿, 쌀엿, 콩식용유, 호박씨유, 옥수수유, 올리브유, 아보카도유, 참기름, 마가린	- 양념 감식초, 겨자, 고추냉이, 천일염, 죽염, 포도당 분말, 발사믹식초, 케이퍼, 아가베시럽, 레몬, 양파, 파, 포도씨유, 들기름, 아마씨유, 해바라기씨유, 캐놀라유
	- 과일 배, 밤, 수박, 사과, 견과류(호두, 아몬드 등), 오렌지, 멜론, 도토리, 코코넛, 롱간, 아보카도, 살구	- 과일 감, 체리, 청포도, 적포도, 바나나, 파인애플, 딸기, 키위, 복숭아, 자두, 앵두, 땅콩, 망고스틴, 파파야, 블루베리, 블랙베리
	- 기호식품 커피, 이온음료, 국화차, 칡차, 율무차, 결명자차, 인삼차, 옥수수차, 둥굴레차, 녹차, 홍차, 보이차, 재스민차, 치커리차	- 기호식품 코코아, 초콜릿, 모과차, 감잎차, 탄산음료, 메밀차, 매실차, 두충차, 구기자차
	- 술 소주, 막걸리, 청주, 산사주	- 술 레드와인, 화이트와인, 코냑, 매실주, 복분자주
소음인	- 채소 무, 감자, 상추, 고추, 고춧잎, 달래, 냉이, 부추, 피망, 파프리카, 갓, 겨자채, 가지, 버섯류, 아욱, 쑥	- 채소 배추, 양배추, 오이, 시금치, 양상추, 깻잎, 청경채, 취나물, 고사리, 참나물, 미나리, 케일, 근대, 셀러리, 브로콜리, 세발나물, 비름나물, 겨자채, 숙주나물, 가지
	- 곡식 현미, 찹쌀, 참깨, 검은깨, 옥수수	- 곡식 메밀, 보리, 찰보리, 녹두, 귀리, 호밀
	- 육식 닭고기, 오리고기, 염소고기, 양고기, 달걀노른자	- 육식 거의 없다
	- 생선과 해물 해조류(김, 미역, 다시마, 파래 등), 낙지, 조기, 굴비, 명태류	- 생선과 해물 복어, 장어, 고등어, 참치, 삼치, 연어, 광어, 방어, 병어, 대구, 쥐포, 도다리, 양미리, 숭어, 아귀, 우럭, 게, 새우, 바닷가재, 굴, 전복, 조개류, 오징어, 문어, 소라

● 50부터는 알아서 척척, 건강해지는 착한 몸은 없다

- 양념 고추, 후추, 카레, 생강, 계피, 겨자, 꿀, 칠리소스, 고추냉이, 파프리카, 설탕, 물엿, 쌀엿, 올리고당, 마요네즈, 사과식초, 현미식초, 참기름, 현미유, 옥수수유	- 양념 감식초, 파, 양파, 간장, 아가베시럽, 천일염, 죽염, 박하, 아마씨유, 해바라기씨유, 캐놀라유, 호박씨유, 들기름
- 과일 사과, 감귤, 오렌지, 토마토, 망고	- 과일 감, 참외, 수박, 밤, 딸기, 바나나, 파인애플, 배, 자두, 키위, 앵두, 체리, 견과류(호두, 아몬드, 땅콩 등), 파파야, 블루베리, 블랙베리
- 기호식품 인삼차, 계피차, 생강차, 벌꿀차, 대추차, 옥수수차, 현미차, 둥굴레차	- 기호식품 보리차, 구기자차, 이온음료, 감잎차, 코코아, 초콜릿, 두충차, 솔잎차, 칡차, 복분
- 술 산사주	- 술 레드와인, 화이트와인, 코냑, 매실주, 복분자주

음식에 대한 내용까지 읽어도 내가 어떤 체질인지 잘 모를 수 있습니다. 그렇다면 해로운 음식에 더 집중해보세요. 나에게 소화가 잘되고 몸에 좋은 음식은 기억이 잘 나지 않을 수 있지만, 해로운 음식은 뚜렷하게 기억하거든요.

잘 소화시키지 못한 음식이 많은 쪽을 집중해서 나에게 맞는 음식들을 조금씩 시도하고, 해로운 음식들을 확인하면서, 나의 체질을 찾아보세요. 이 정보가 내가 어떤 사람인지 알게 하는 데 많은 도움이 될 겁니다. 그리고 그 정보들이 나를 더 건강하게 할 겁니다.

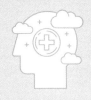

PART 3

잠,
나의 ON-OFF
스위치

잠이란 무엇일까요? 국어사전에서는 '눈이 감긴 채 의식 활동이 쉬는 상태'라고 정의합니다. 잠은 쉼입니다. 잠은 무의식의 세계죠. 잠을 잔다는 것은 무의식으로 떠나는 여행입니다. 우리 몸에 충분한 휴식을 주는 것이지요.

나의 의식이 하루 한 번 꽤 긴 시간 꺼집니다. 그런데 여기가 맹수들이 득실대는 밀림이라면 위험천만한 일입니다. 내가 의식하지 못하는 시간이 있다는 것 자체가 위협적이거든요. 그런데도 잠을 잔다는 것은 확실한 이유가 있겠지요. 무의식의 세계로 쉬러 간다는 것은 깨어서 활동하는 상태를 유지하는 데 아주 중요합니다. 의식과 무의식은 동전의 양면과 같지요. 하나만 존재할 수 없습니다.

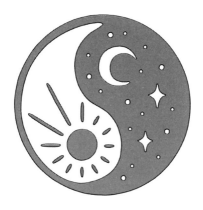

음양을 아시나요? 둘이지만 둘이 아니고, 하나지만 하나가 아닌 것을 우리는 음양으로 표현할 수 있습니다. 밤이 있어야 낮이 존재합니다. 빛이 있어야 그늘이 존재하고요. 이를 서로 대대한다고 합니다. 서로가 있어야 각자도 의미가 있습니다.

잠은 의식과 무의식에서, 무의식의 가장 큰 부분을 담당합니다. 그러니 잠을 아는 것은 나의 빙하 아랫부분을 아는 것과 같습니다. 잠을 잘 잔다는 것은 의식을 잘 활용하기 위해 무의식을 잘 알아주겠다는 의미입니다.

나의 의식을 위해서 무의식을 아는 게 필요합니다. 내가 의식하는 것보다 내가 모르는 무의식이 하는 일들이 꽤 많거든요. 무의식을 알아야 진짜 나를 아는 것과 같지요. 따라서 낮에 의식을 활용하기 위해서 밤의 무의식을 활용하는 것이 필수입니다.

어떻게 낮에 잘 활동할 것인가를 알려면 잠 이야기가 필수입니다. 우선 내가 어떻게 자는 사람인가를 알아야 합니다. 내가 하루 몇 시간 자야 하고, 몇 시에 자야 좋은지 알아야 합니다.

그다음은 잠을 잘 자기 위해서 어떻게 해야 하는지 알아봅니다. 잠을 잘 자지 못하는 사람들의 공통점 중 하나가 잠을 자려고 누우면 잡생각이 너무 많다는 것입니다. 그 생각들을 줄이기 위해서 내 마음을 1g씩 가볍게 하는 방법도 알아볼게요.

또 하나 중요한 사실, 많이 잔다고 해서 피곤하지 않는 게 아닙니다. 자는 시간은 많은데, 왜 피곤한지도 이야기해볼게요. 그리고 몸과 마음이 편해야 생활을 잘 유지할 수 있습니다. 그 방법도 살펴보겠습니다. 많이 자든 적게 자든, 그건 잘 자는 잠에 중요한 부분이 아닙니다. 사람이 다 똑같을 수 없거든요. 잠도 마찬가지입니다. 일반적인 평균에 집착하지 마세요. 오직 나의 평균에 대해 생각해주세요.

잠과 활동이 음양의 양면을 이룬다면 몸에 대대되는 것은 마음이죠. 우리의 마음을 우리가 알아주는 이야기도 함께 해보려고 합니다. 내가 왜 이러나 싶을 때, 어떻게 해야 나를 이해할 수 있는지 안다면 쉽게 문제를 해결할 수 있을 겁니다.

우리의 몸과 마음, 잠과 활동, 그 모두를 이해하기 위하여 나의 ON-OFF 스위치에 대한 이야기를 시작하겠습니다.

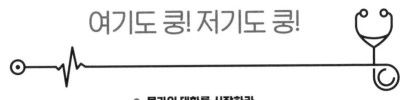

여기도 쿵! 저기도 쿵!

● 몸과의 대화를 시작하라.
몸이 요구하는 것들을 들어주고 수용해줘라.
몸이 나에게 보내는 신호를 무시하지 마라.

오랫동안 치료하고 있는 환자분이 있습니다. 큰 병이라면 큰 병원으로 가야겠지요. 아주 작은 질환이라면, 금방 치료가 끝나 자주 보지 못했겠지요.

그런데 큰 병은 아니지만 일상에 불편을 주면서, 질환들이 몸 여기저기 돌아다니는 경우가 있습니다. 하나 괜찮아지니까, 다른 하나가 고장이라고 합니다. 생활 질환들이죠.

만성화돼서 환자도 고칠 생각을 하지 않습니다. 그냥 데리고 산다고 표현하는 질환들이지요. 안구건조증, 비염, 피부 질환 등이 대표적입니다. 몸이 안 좋거나 하면 불쑥 튀어나왔다가, 몸이 좋아지면 다시 괜

찾아지는 질병들입니다. 한마디로 고질병입니다.

A씨는 허리를 삐끗해서 치료를 시작했습니다. 그런데 허리 통증은 일찍 끝났는데, 치료는 거의 6개월간 계속 이어졌지요. 허리가 낫고 나니 혀와 눈이 불편하고, 혀와 눈이 좀 편해졌더니 소변이 불편하다고 했지요. 그리고 변비가 한동안 있다가 수면 문제 등이 발생하고는 했습니다.

"왜 나만 자꾸 이러는지 모르겠어요. 뭐 하나 괜찮을 만하면 또 하나가 불편하고, 성격은 예민해서 스트레스에 민감하고요. 아휴, 그냥 고질병과 함께 산다고 생각해야죠."

환자분은 오랫동안 앓아서 이제는 고치기 어렵다고 생각해서인지, 치료할 마음이 별로 없다고 했습니다. 그런데 그 불편이 생기는 원인들이 모두 다른 것은 아니었습니다. 환자의 호소에서도 그런 부분이 잘 느껴집니다.

"언제 더 심해지는 거 같으세요?"

"스트레스를 받을 때요."

우리는 병의 원인을 처음부터 알고 있는지도 모르겠습니다. 그리고 마음의 병과 몸의 병이 다른 것이 아니란 사실도 알고 있지요. 《동의보감》의 첫 편이 〈내경〉이고, 〈내경〉에 〈신형장부도〉라는 그림이 있습니다. '신형身形'은 신체의 모습이지요. 동양에서 바라보는 몸과 그 몸의 원천인 장부를 그려놓은 그림입니다.

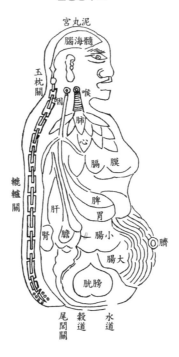

그림 밑에 나오는 글에는 어떻게 몸이 움직이는지를 자세히 설명하고 있습니다. 그리고 어떻게 해야 사람이 건강하게 살 수 있고, 왜 병이 생기는지도 함께 쓰여 있지요. 한마디로 동의보감을 아우르는 '철학'이 여기에 나옵니다.《동의보감》〈신형편〉에 '이도료병'에 대한 내용이 나옵니다.

옛날의 신성한 의사들은 사람의 마음을 치료할 수 있어서 미리 질병에 걸리지 않도록 하였다. 그런데 요즘 의사들은 사람의 질병만 치료할 줄 알고 사람의 마음을 치료할 줄 모른다. 이것은 근본을 버리고 말단을 좇는 것이며, 그 근원을 궁구하지 않고 흐름만을 좇아가면서 질병이 낫기를 바라는 것이니 어리석은 일이다. 비록 한때 요행으로 낫게 할 수는 있지만, 세속의 우매한 의사들이나 하는 일이니 취할 것이 못 된다.

지인은 병이 나기 전에 다스리고, 의사는 병이 난 뒤에 다스린다. 병이 나기 전에 다스리는 방법에는 마음을 다스리는 것과 수양하는 것이 있고, 병이 난 뒤에 다스리는 방법에 약, 침, 뜸이 있다. 비록 치료법은 다르지만 병의 근원은 하나인 것이니, 병이 마음으로 인하여 생기는 것이 아니라고 할 수 없다.

병이 마음에서 온답니다. 병의 근원은 하나인 것이지요. "모든 병의 원인이 스트레스다."라는 말과 일맥상통합니다. 몸이 자꾸 아프다고 아우성칩니다. 그리고 그 원인이 스트레스라는 것도 알고 있습니다. 그래서 우리는 이런 문제들을 마음의 문제로 생각했습니다.

그런데 마음과 몸이 합의를 이루지 못한 거라면 어떨까요? 생각과 다르게 몸에게 이렇게 하라는 신호를 잘못 보낸 것이라면? 몸의 언어와 마음의 언어가 달라서, 내가 보내는 신호를 몸이 다르게 받아들였다면요?

예를 들어 나는 12시에 자고 5시에 일어나고 싶습니다. 시험이 있는 날이거든요. 잠을 좀 줄여서라도 시험 성적을 잘 받고 싶은 마음이니까요. 그래서 5시 알람을 맞추고 12시에 잤습니다. 그런데 알람 소리를 전혀 듣지 못하고 8시쯤 일어났습니다. 시험 시간에 간신히 맞춰서 도착했지요.

또 이런 경우도 있을 수 있습니다. 내일 중요한 발표가 있습니다. 그래서 발표 준비를 마무리하고, 넉넉하게 시간적 여유를 두고 잠들고 싶습니다. 그런데 마음처럼 잠들지 못하고 밤새 버렸지요. 컨디션이 최악이어서, 발표를 어떻게 했는지 기억나지 않습니다. 엉망진창이 되었죠.

잠과 관련된 예시를 들었지만 그 외에도 먹고 싶은 음식을 소화하지 못한다거나, 하고 싶은 운동을 하지 못한다거나, 좋아하는 사람 옆으로 다가가지도 못하고 말도 못 거는 여러 상황이 있을 수 있습니다. 이런 나를 이해할 수가 없을 때가 많습니다. 왜 이러나 싶죠. 심지어 억울하기도 합니다. 열심히, 잘 살아보려는 나에게 몸이 협조하지 않거든요.

그런데 몸의 이야기는 들어보셨어요? 몸은 하루 종일 움직여서 피로합니다. 이 피로를 해결할 시간과 에너지가 필요한데, 가만히 있지를 않고 다른 일들을 합니다. 그럼 피로를 풀 방법이 없지요. 그래서 계속 피로를 몸에 쌓고 있습니다.

몸이 피로감을 줄이는 데 사람마다의 시간이 필요합니다. 몸은 잠이 들고 나면 그때부터 더 분주하게 움직입니다. 오늘 들어온 기억이 많아서 그것을 정보로 저장하고 피로감을 줄이기 위해서 노력합니다. 오늘 하루를 정리합니다. 그리고 일을 마치고 몸을 움직일 수 있는 상태로 되돌려 놓습니다.

이게 몸이 느끼는 잠이지요. 내가 생각하는 잠과는 사뭇 다르죠? 그냥 눈을 감았다가 뜨는 건 줄 알았는데, 그렇지가 않습니다.

몸의 말을 무시하지 마세요. 본인의 상황만을 고집하지 말고, 몸이 보내는 신호를 들어주세요. 몸이 피곤하다고 온몸으로 표현하면 그것을 알아주세요. 눈이 감기고, 머리가 무거운 데, 왜 쉬지 않으세요? 긴장으로 날이 서 있는 데, 왜 더 긴장하게끔 하세요?

우리는 몸을 잘 모릅니다. 아무도 몸의 신호를 읽어야 하고, 들어줘야 한다고 얘기하지 않았거든요. 몸은 아플 때 의사한테 데려가면 그만이라고 쉽게 생각하지요. 그런데 우리는 나 아닌 다른 사람에게는 그렇게 대하지 않습니다. 우리의 아이라면, 가까운 친구라면, 소중한 사람이라면 더욱더 그렇겠지요.

내 몸도 소중히 대해주세요. 몸이 보내는 신호를 알아주세요. 몸이 요구하는 것들도 들어주고 수용해주세요.

최소한 타인에게 가질 수 있는 예의를 자신에게도 보여주세요. 몸과 화해하고, 몸과의 대화에 참여하세요. 그렇게만 된다면 우리가 하고 싶은 일들을, 더 잘할 수 있는 사람이 될 겁니다. 가장 강력한 친구를 가진 셈이거든요.

고질병을 달고 살던 그 환자분은 지금도 가끔 한의원에 찾아오십니다. 한의사로서가 아니라 동의보감이 말하는 진인으로서 환자를 대한다면, 환자분이 스트레스에서 벗어나고 몸과 더 대화를 잘할 수 있겠지요?

앞으로 제가 더 노력해야겠습니다.

ON, ON, ON! 제발 OFF!

● 우리에게 필요한 건 '잠, OFF, 쉬는 나'다.
나에게 쉬어야 하는 시간을 꼭 알려 주자.
몸이 쉴 때, 마음도 함께 쉬게 하자.

추운 겨울 아침, 일찍부터 환자분이 와 계셨습니다. 얼핏 보아도 마른 체형의 50대 여성분, 추위를 많이 타는지 몸을 웅크리고 있어 더 작아 보였습니다. 진료가 시작되고 환자분과 마주했는데 어두운 표정과 다크서클이 눈에 띄었습니다. 잠을 못 주무신다고 하더군요. 벌써 6개월은 됐다고 했습니다.

특별한 일이 있었던 것도 아닌데, 어느 날부터 잠을 잘 이룰 수가 없다고 했습니다. 하루 수면 시간은 대략 2~3시간이 채 안 되었습니다. 잠들기가 너무 힘들고, 잠들고 나서도 화장실을 가느라 깨서 다시 잠드는 데 오래 걸린다고 했습니다.

동의보감에는 '잠수면'이라는 장은 없는데, '몽夢, 꿈'이라는 장이 있습니다. 꿈과 관련된 이야기에 잠의 내용이 포함되어 있지요. 잠들지 못하는 이유 중 허번으로 인한 불면에 대해 나와 있는데, "열감만 느껴지는 것이 허번이다. 일어서나 누우나 마음이 불안하고 편안하게 잠들지 못하는 것을 번이라 한다."라고 되어 있습니다. 잠이 안 올 때 우리가 자주 겪는 상황이지요?

내일 특별한 일이 있을 때도 그렇지만, 뭔가 자꾸 머릿속을 떠나지 않으면 잠들지 못하고 뒤척이게 됩니다. 이런 불면의 상황은 누구나 겪어봤을 겁니다. 잠이 중요하다고 생각하지 못하다가, 정말 잠을 잘 못 자게 되면 새삼 잠의 중요성을 실감합니다.

우리나라 국민의 평균 수면 시간은 7시간 41분으로, OECD 회원국 가운데 최하위입니다. 잠을 안 재우죠. '4당5락4시간 자면 시험에 붙고 5시간 자면 시험에 떨어진다'이라는 말을 기억할 겁니다. 잠을 적게 자는 것, 그것이 열심의 기준이 되는 사회에서는 어쩌면 당연했지요.

저는 불면증이 산업의 변화와 관련이 있다고 생각합니다. 해가 아니라 시계에 맞춰서 살기 시작한 것은 산업혁명 이후입니다. 농사를 지을 때는 해와 계절에 맞춰서 살았지요. 그런데 다 함께 기계처럼 움직이는 사회에서는 시간이 중요합니다. 약속을 정하고 그 시간에 함께 움직여야 합니다. 시계처럼 살거나, 시계에 맞춰 살아야 하지요. 출근 시간이 만들어집니다. 그리고 교육도 그에 맞춰서 진행되었죠.

그러면서 우리는 시간에 대해서 새로운 관념을 가지게 되었습니다. 나의 노동이 시간에 따라서 가치가 매겨지게 되었거든요. **'시간 + 노동 = 돈'이라는 공식이 탄생하게 됩니다. 시간이 늘어날수록 돈이 많아지게 됩니다. 노동의 강도가 올라갈수록 부자가 됩니다. 그러니 일하지 않는 시간, 자는 시간은 낭비라고 생각하게 되지요.**

산업혁명 이전에는 자는 시간이 그리 중요하지 않았습니다. 해 뜨고 닭 울면 논밭으로 나가 일을 시작하고, 저녁이 되면 일을 마치고 집에 돌아와 잠을 잤지요. 시간을 정확히 알기도 어려웠고, 혼자서 하는 일들도 꽤 많았습니다. 정확한 시간이 꼭 중요하지 않았죠. 물론 시간을 정확히 지킬 수도 없었고요.

자연에 맞춰서 해야 하는 일이 많았습니다. 비가 오면 밖에 일을 못하니 집안일을 하고, 날씨가 추워지면 나무를 해오고, 농사짓는 종목을 바꿔야 했지요. 분이나 시간 단위가 아니라, 해의 길이와 계절이 중요했습니다.

하지만 현대에는 자야 하는 시간이 대체로 정해져 있지요. 왜냐면 일어나야 하는 시간이 정해져 있기 때문입니다. 그래야 함께 생활할 수 있거든요. 사회가 정해놓은 시간에 맞춰서 잠을 조정하는 것, 어쩌면 그것이 잠이 불편해진 이유인지도 모르겠습니다.

《동의보감》에 〈사기조신四氣調神〉이라는 장이 있습니다. 거기에는 사계절에 맞춰서 생활하는 법에 대해 설명하지요. 내용 중에 잠들고 일어나는 때에 대한 설명이 있는데, 실제 계절에 따른 해의 길이와 잠을 관련 지어 놓았습니다. 자연의 변화에 맞춰서 함께 변화하고, 함께 살아가야 병이 생기지 않는다는 조상의 지혜가 들어가 있지요.

우리는 지금 어떤가요? 그렇게 잘 지내고 있나요? 우리의 문제는 시계에 맞춰서 사는 그 자체가 아닙니다. 나를 언제쯤 OFF 할지 ON 할지를 모른다는 게 제일 큰 문제지요. 항상 켜 있는 불빛, 24시간 영업 중인 가게, 밤에 일하는 사람들, 소음, 한시도 옆에서 떨어지지 않는 핸드폰 등등은 우리를 항상 ON이게 합니다.

내가 나로서 살아간다는 건, 나에게 맞는 잠을 알고 있어야 한다는 의미도 됩니다. 어떻게 계속 ON이겠어요? OFF도 있어야죠. 잘 산다는 건, 우리가 언제 어떻게 자고 쉬어야 하는지 안다는 의미도 있습니다. 우리에게 필요한 건 '잠, OFF, 쉬는 나'이니까요. '그럼 어떻게요?' 라는 게 궁금하지요?

우선 나의 잠을 알아야 합니다. 내가 몇 시간 자야 괜찮은 사람인지를 알아야 하고요, 몇 시에 자야 좋은 사람인지 알아야 합니다. 열심히 활동해야 하는 낮이 끝나고 쉬어야 하는 밤이 왔음을 몸에게 알려줘야 합니다. 반드시 밤에는 쉬어야 하고, 꼭 몸이 쉴 때 마음도 함께 쉬세요. 그럼 우리는 행복하게 잠들 수 있습니다.

나의 잠에 대해서 아직 모른다면, 지금 당장 도움이 되는 것은 우선 커피를 끊는 겁니다. 커피가 '몸에 좋다, 좋지 않다'를 떠나서 잠에 쉽게 영향을 줄 수 있는 카페인을 멀리하는 것만으로도 우리 몸이 스스로 잠을 조절하는 데 도움이 됩니다. 커피를 끊으면 일시적으로는 평소보다 더 피로하지만, 생활과 수면의 균형을 맞추고 나면 몸이 편해지는 걸 느낄 수 있을 겁니다.

커피를 대신해서 추천할만한 음료는 '산조인'입니다. 동의보감에 산조인대추씨은 '마음이 답답하여 잠을 자지 못하는 것, 배꼽의 위아래가 아픈 것, 혈설 허한에 주로 쓴다'고 되어 있습니다. '잠이 많으면 생것을 쓰고, 잠을 자지 못하면 볶아 익혀서 한나절을 다시 찐 후에 껍질과 끝을 버리고 갈아서 쓴다'고 되어 있습니다.

불면증에 대한 효과가 실험으로 입증되었고, 볶아진 대추씨의 향을 맡아 보면 꽤 고소합니다. 장기간 복용해도 중독성이 없고, 복용을 중단해도 역효과가 없습니다.

불면증에 시달린다면 잠시 커피를 내려놓고 산조인차 한 잔은 어떠세요?

불멸의 곰

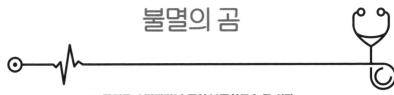

● 물먹은 스펀지마냥 몸이 나른하고 눕고 싶다.
자도 너무 잔다. 몸을 움직여야, 마음도 움직인다.
일단 몸을 일으켜 밖으로 나가라.

주말은 꿀잠을 보장하는 시간이지요. 주말 아침 느긋하게 일어나서 여유롭게 하루를 보내는 게, 큰 즐거움이기도 하고요. 그렇지만 너무 자주 늦잠을 자서 수면 시간이 바뀐다면, 일상 자체가 흐트러질 수 있지요. 일찍 자고 일찍 일어나진 않더라도 내 잠을 스스로 알고 조절한다는 것은 꽤 중요한 일입니다.

운동을 하다 어깨를 다쳐 치료받던 환자분이 있었습니다. 그런데 치료를 받다가 뜬금없이 "근데, 혹시 잠을 너무 많이 자는 것도 치료가 되나요?"라고 물었습니다. 얘기를 들어보니 대학생인데 방학 때 자꾸 늦잠 자는 버릇을 들여서인지, 잠을 자도 너무 잔다는 것이었습니다.

● 50부터는 알아서 척척, 건강해지는 착한 몸은 없다

그러다 보니 처음엔 아침 수업에 지각했고, 그것이 심해져서 어떤 날은 하루 수업을 통째로 빠져야 할 정도라고 하더군요.

잠을 못 자는 것도 문제지만 너무 자는 것도 문제가 됩니다. 잠은 에너지 충전입니다. 음양으로 나눈다면 음을 담당합니다. 음도 양도 적당해야지요. '음'과 관련되어서 "음기가 넘친다."라는 표현을 들어본 적이 있을 겁니다. 좋은 의미는 아니라고 생각했었죠? '음기'라는 게 성적인 표현에 다수 사용하다 보니 더 그렇게 느껴집니다.

음은 양에 비하면 조용합니다. 양에 비해서 차분하고, 가만히 있고, 양이 빛이라면 음은 그림자에 해당합니다. 낮에 활동이 있다면 밤에는 잠이 필수지요. 음이 모자란 것이 불면不眠으로 나타난다면 음이 넘친다면 다면多面으로 나타납니다. 잠을 너무 자서 문제가 되는 거죠. 과유불급입니다.

몸을 지키는 위기衛氣는 낮에는 늘 양분陽分으로 돌고, 밤에는 늘 음분陰分으로 돈다. 그래서 양기가 다하면 잠들고, 음기가 다하면 깨는 것이다.

그런데 장위가 크면 위기가 오랫동안 머물러 있고, 피부가 습하여 분육에 틈이 없으면 위기의 운행이 더디게 되어 음분에 오랫동안 머무르게 된다. 그래서 그 기가 맑지 않게 되어 눈이 감기기 때문에 자꾸 누우려 하는 것이다.

－《동의보감》〈몸이 무거워 눕기 좋아하는 것, 身重嗜臥〉

위기衛氣라는 건 에너지입니다. 내 에너지를 어디에 뒀는지를 이야기 하는 것이지요. 낮에는 밖에다 에너지를 둡니다. 낮에는 활동하는 데 에너지를 쓰고, 밤에는 잠들 준비를 합니다. 그러면 음분이라는 에너 지를 모으는 기운이 가동되기 시작합니다.

양기는 활동할 에너지입니다. 양기가 다하면 피로감이 몰려오지요. 슬슬 잠이 옵니다. 음기는 에너지를 모으기 위해서 사용하는 기운입 니다. 에너지가 다 모이면 음기는 더 이상 활동하지 않습니다. 그럼 우 리는 깨어나겠지요.

그런데 위기가 이런저런 이유로 음분에 오랫동안 머무릅니다. 그 말 은 에너지를 모으는 쪽으로 활동할 수밖에 없는 상황, 예를 들면 에너 지를 모으는 과정이 원활하지 않을 수도 있고 또는 활동하는 에너지를 쓸 수 없는 상황인 거죠. 그렇게 되면 아무래도 활동 에너지로 넘어갈 수 없습니다. 눈이 감기고 눕게 됩니다.

> 나른하여 눕기 좋아하는 것은 비위에 습이 있기 때문이다. 평위산을 써야 한다.
> 몸이 무거운 것은 습 때문이다.
>
> ―《동의보감》〈몸이 무거워 눕기 좋아하는 것, 身重嗜臥〉

비위에 습이 있답니다. 습은 습기입니다. 장마가 계속되면 축축하 고 움직이기가 싫죠. 몸이 물먹은 스펀지마냥 너무나 무겁죠. 나른하고 자꾸 눕고 싶어집니다.

몸에서도 비가 오고 안개가 낀 것 같은 상황이 있습니다. 바로 소화가 안 될 때입니다. 몸도 머리도 무겁죠. 그래서 평위산이라는 소화제를 처방해줬습니다. 소화불량을 해결하면 몸은 습기가 사라지고 가벼워집니다. 그렇게 나른하고 눕고자 하는 것을 해결할 수 있지요.

먼저 너무 많이 잔다면 소화 문제를 생각해야 합니다. 밥을 먹고 소화를 시켜서 에너지를 얻는 과정에 문제가 있다는 거지요. 잠도 그렇고 소화도 그렇고, 모두 음에 해당합니다. 에너지를 충전하려고 벌어지는 일들이지요. 우리에게 꼭 필요하지만 과해선 안 되는 일입니다.

그렇다면 어떻게 해야 음을 잘 조절할 수 있을까요? 우선 아침에 일어나세요. 잠이 잘 들지 못하는 첫 번째 이유는 일어나는 시간과 잠드는 시간이 불규칙하기 때문입니다. 활동하는 에너지, 양기가 돌면 눈을 떠야 하지요. 그런데 자는 시간이 늦어져서 충분히 에너지를 얻지 못한다면 일어날 수 없습니다. 그러니 충분한 에너지를 얻는 시간에 잠들어야 합니다.

일찍 자야 일찍 일어날 수 있습니다. 나를 깨울 좋은 방법들을 생각해보세요. 약속을 일찍 잡는 것도 좋고, 핸드폰이나 시계 등으로 알람을 여러 개 예약해놓아도 좋습니다. 처음에는 겨우 일어났다가 다시 잠들기도 합니다. 하지만 며칠만 참아 주세요. 몸이 정상화된다면 마음도 다시 정상화될 테니까요.

우리는 마음의 문제라는 생각이 들면너무 지쳤다거나, 예민하다거나, 피곤하다거나, 우울하다면 **충분히 이겨낼 수 있다고 생각하지요. 그러나 실제는 마음의 문제를 마음으로 해결하려고 하면, 먼 길을 돌아가야 할 때가 많지요. 그래서 시작은 몸을 움직이는 걸로 해보는 게 좋습니다.**

먼저 몸을 움직이면, 그곳에 마음이 머물기 시작하거든요. 몸을 벌떡 일으켜 밖으로 나가세요. 해도 보고, 사람들도 만나고, 일하고 활동하면서, 양적인 에너지들을 온몸으로 뿜어내세요. 처음엔 어렵겠지만 딱 3일만 버티고 나면 조금씩 자신이 생깁니다. 3일이 지나도 힘들다면, 제발 일주일만 채워보세요. 그렇게 노력한 결과, 몸을 무겁게 만드는 음기를 조절하는 데 큰 도움이 될 겁니다.

나를 움직이는 게 오늘의 한 수가 되겠네요. 나 자신을 지키기 위한 움직임, 그리고 너무 먹으면 습이 많아서 힘들어질 수 있다는 걸 기억하세요.

불면증 자가 진단 테스트

※ 아래 15가지 중 10가지 이상이 해당한다면 전문가의 진단을 받아볼 것을 권장합니다.

① 잠들기까지 30분 이상 걸린다.

② 잠들기 위해서 노력해야 한다.

③ 잠들기 위해 술을 마시거나 수면제를 먹어본 적이 있다.

④ 휴일에 몰아서 잔다.

⑤ 자다가 한두 차례는 꼭 깬다.

⑥ 깨고 난 뒤 다시 잠드는 데 오래 걸린다.

⑦ 꿈을 기억할 때가 많다.

⑧ 자고 나서도 머리가 무겁고 나른하다.

⑨ 자고 나서도 피로가 풀리지 않고 상쾌하지 않다.

⑩ 시계 소리 등 작은 소리도 신경이 쓰여서 잠을 자지 못한다.

⑪ 건망증이 심해졌고 계산을 잘 틀린다.

⑫ 자려고 누우면 여러 가지 생각이 떠오른다.

⑬ 몸이 피곤한 상태에서도 잠이 잘 오지 않는다.

⑭ 잘 때 미열이 나거나 손이 답답하다.

⑮ 낮에 우울하거나 피곤하다.

꿀잠을 위한 5가지 방법

● 내 잠을 알고, 수면 주기를 파악하고, 나를 재울 준비를 하고,
  낮에 열심히 활동하고, 좋은 잠자리 환경을 만들어라.

나는 어떤 잠을 자는 사람일까요? 어떻게 해야 좋은 잠을 잘 수 있을
까요?

첫 번째는 '내 잠을 알아본다'입니다. 알아볼 수 있는 좋은 도구가 있
습니다. 우선 제가 추천하는 방법은 수면 상태를 체크할 수 있는 스마
트 기기나 앱을 사용하는 것입니다. 수면의 질, 수면 시간과 함께 깊은
잠을 측정해주는 도구들도 있습니다. 깊게 자는지, 얕게 자는지 그리
고 수면 도중의 버릇들까지 말이지요.

그리고 그날의 피로도도 체크해주세요. 깊게 잠들 때나 얕게 잠들
때, 수면 시간이 길 때와 짧을 때를 비교해서 피로도의 정도가 다른지

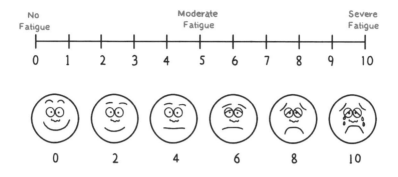

를 알아보세요. 그러면 수면 시간, 수면 시작 시간에 대해서 몸이 나타
내는 반응을 예상할 수 있습니다.

피로도는 숫자로 체크하면 좋습니다. 그러면 자신의 체력 정도를 한
눈에 파악할 수 있게 됩니다. 피로도를 0~10이라고 생각하고 9~10
이 바로 자야 하는 상태, 0~1이 쾌적하게 일어나서 에너지가 충분한
상태라고 생각하면 됩니다. 아침, 점심, 저녁에 따라서 변화를 체크하
는 겁니다.

저는 대체로 아침에 2~3 정도고, 저녁이 될수록 6~7 정도로 피로
도가 높아지곤 합니다. 아침에 피로도가 3이 넘으면 많이 피곤한 상
태고, 잠을 잘 자지 못했다는 생각이 듭니다. 다시 자고 싶단 생각이
들기도 하고요. 밤에 7 이상으로 피로도가 올랐는 데도 잠들지 못한
다면, 치료나 관리가 필요합니다.

두 번째는 '수면 주기 파악'입니다. 수면은 주기를 가지고 있습니다.

수면의 구조

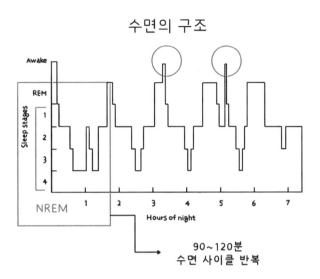

90~120분
수면 사이클 반복

렘수면과 비렘수면이 주기적으로 반복되면서, 깊은 수면과 얕은 수면을 하게 되지요.

그 사이에서 우리는 꿈을 꿉니다. 그 과정은 대체로 1시간 30분에서 2시간이 걸리고 이걸 4~5회 반복합니다. 수면 주기가 있는 걸 알아도, 나의 수면에 적용할 수 없다면 무용지물입니다. 그러니 잠에 대해서 알아봤다면, 그다음으로 나의 수면 주기를 파악해서 잠을 자고 깨어날 시간을 정하는 겁니다.

깨어날 시간은 대체로 정해져 있을 겁니다. 그럼 자는 시간을 정해야겠지요?

이때 잠깐 주의할 점이 있습니다. 예를 들어 자는 시간을 체크했는

● 50부터는 알아서 척척, 건강해지는 착한 몸은 없다

데 대략 8시간 잔다고 해볼게요. 그럼 스스로에게 물어봐야 합니다. 8시간이 더 개운한지 7시간 30분이 더 개운한지 말이지요.

수면과 피로도의 상관관계를 체크했을 때 8시간이 더 좋았다면 2시간 주기를 가졌을 가능성이 더 높습니다. 7시간 30분이 좋았다면 1시간 30분 주기를 가졌을 수 있고요. 이 부분은 잠을 줄일 때 중요한 부분입니다.

시험 기간일 때 또는 중요한 프로젝트를 진행할 때, 잠을 줄일 수밖에 없지요. 그럼 잠을 적게 자도 덜 피곤해야 하잖아요. 그때 요긴하게 쓸 수 있습니다.

1시간 30분 주기라면 그 시간에 맞춰서 알람을 설정하면 됩니다. 그럼 3시간, 4시간 30분, 6시간 이렇게요. 그럼 깊은 수면을 방해하지 않고 얕은 수면일 때 눈을 뜰 수 있어요. 그럼 덜 피곤하다는 느낌으로 일어나게 되지요.

오랜 시간 자도 피곤한 분들은 이걸 중점적으로 생각해보는 게 좋아요. 깊은 수면을 유지하지 못하게 하는 요소가 있는지, 그리고 깊은 수면 중에 깨고 있는 건 아닌지 말이지요.

세 번째는 '나를 재울 준비를 한다'입니다. 잠들기 전에 잠을 위해서 해야 할 일이 있습니다. 우선 방을 조금 어둡게 해주세요. 백색등은 끄고 은은한 수면등으로 바꿔 주세요. 핸드폰과 TV도 꺼주세요.

족욕이나 샤워를 하는 것도 도움이 됩니다. 그러면 혈액 순환이 좋아지고 몸을 이완시킬 수 있거든요. 샤워를 마치고 나서 꿀을 조금 먹는 것도 권해드립니다. 달달한 음식은 자는 데 필요한 에너지를 줄 수 있거든요. 그리고 이제 잠자리에 누워보세요. 잠자리를 위해 마련된 조용하고 차분한 분위기, 이게 잠들기 1~2시간 전에 마련할 부분입니다.

네 번째는 '좋은 낮이 좋은 밤을 만든다'입니다. 낮 시간 동안 열심히 활동하는 것, 한마디로 잘 사는 것이지요. 열심히 살아야 한다는 의미보다는 자연의 흐름에 맞게 나를 잘 챙겨 주는 겁니다.

몸이 낮밤을 구분할 수 있는 기준은 햇빛입니다. 멜라토닌이라는 호르몬은 잠을 잘 수 있도록 도와줍니다. 그리고 낮에 해를 보면 몸이 낮을 인지하고 밤에는 멜라토닌을 분비합니다. 몸이 보는 해를 뇌가 인지하는 방법이지요.

그다음은 밥을 잘 챙기는 겁니다. 하루 세끼 꼬박꼬박은 아니더라도, 식사가 잠에 나쁜 영향과 좋은 영향을 끼칠 수 있거든요. 예를 들면 점심에 과식하면 식곤증이 몰려오죠? 식곤증을 이기려고 커피를 마셔 억지로 잠을 깨우고 나면 저녁에 잠이 오지 않습니다. 그러니 점심은 가볍게 소화가 잘되는 음식으로, 저녁은 잠들기 4시간 전 끝내는 게 좋습니다. 그럼 누웠을 때 음식물 때문에 위가 자극받아서 깨는 일은 없을 테니까요.

커피는 줄이기를 추천해드립니다. 잠을 잘 자지 못한다고 할 땐 더

● 50부터는 알아서 척척, 건강해지는 착한 몸은 없다

욱더 그렇죠. 커피뿐만 아니라 홍차, 코코아 등 카페인이 함유된 음식들을 멀리해야 잠을 잘 잘 수 있습니다. 특히 오후나 저녁에 더 조심해야 합니다.

무엇보다 일에 최대한 집중하세요. 일할 때는 일을, 쉴 때는 쉼에 집중하는 게 중요합니다. 그 일이 잠자리까지 따라오지 않도록 말이지요. 그리고 그때의 감정들도 전부 그 자리에 두고 올 수 있도록 최대한 집중해주세요.

그래야 일도 잘하고 감정적인 문제들도 잘 풀려 간다는 느낌이 들수 있거든요. 이게 전부는 아니지만 그래도 집중이, 모든 해결의 실마리를 제공할 수 있습니다.

마지막은 오늘도 수고한 당신을 재울 준비를 해야 합니다. 오늘 하루를 살았던 나 자신을 한 번 정리합니다. 좋은 하루를 보냈는지, 마음에 걸리는 게 없는지 말이지요.

저는 이 시간은 개인마다 다른 방법이 있을 거라고 생각합니다. 명상도 좋고, 일기도 좋고, 기도도 좋습니다. 고요해질 수 있다면 무엇이든지요. 하루 동안의 생각과 감정을 잠자리까지 가져가지 않았으면 합니다.

그 마지막 단계에서는 오직 나를 신경쓰는 겁니다. 나만 생각하는 거죠. 아이들을 재우는 방법과 같습니다. 수면도 습관입니다. 그래서 아이 때는 부모가 재워 주죠. 그렇게 스스로 잘 수 있는 수면 습관을 만들어보세요.

　불면증을 앓고 있다면 왜 잠들지 못하는지를 생각해보고, 문제점을 해결해주고, 잘 잘 수 있는 환경을 만들어야 합니다. 그렇게 반복적으로 나를 재우면서 습관이 되도록 하세요.

　유별나고 이상해서 잠을 자지 못하는 게 아니라, 지금 무언가 좀 불편한 것뿐입니다. 그런 나를 이해해주고, 다독이고, 다시 잘 수 있도록 도와주면 됩니다. 그렇게 다시 습관을 다잡는 거죠. 꿀잠이 보약입니다.

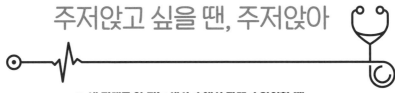

주저앉고 싶을 땐, 주저앉아

● 내 맘대로 안 되는 세상 속에서 자꾸 속앓이할 때,
내가 정할 수 있는 건 주어진 상황을
'어떻게 받아들일 것인가' 하는 것뿐이다.

날씨가 우중충해지면 괜히 마음도 덩달아 우울해지죠. 그날 내원한 환자분의 마음도 우중충한 하늘 같았습니다. 표정을 잃은 얼굴에는 스스로에 대한 원망이 가득했지요. 특별한 사건이 있지는 않았습니다. 그냥 어느 날부터였는지 모르겠지만, 숨이 콱 막혀 우울증 약을 복용하기 시작했다고 합니다.

생각이 꼬리를 물어 잠들지도 못하고, 먹을 수도 없었다고 합니다. 그러다 가끔은 어떻게 되는 건 아닐까 걱정이 될 정도로 마구 먹고 토하기도 했답니다. 사람이 무서웠고 이유 없이 눈물이 흘렀지요. 가끔 숨이 안 쉬어져 걷다가도 멈춰서 주저앉기도 했지요. 이야기를 듣는 동안 마음이 아파, 속으로 울었습니다. 그분 말 속에서 제 자신이 느껴졌거든요.

내 맘대로 안 되는 세상 속에서 우리는 자꾸 속앓이를 합니다. 남들은 다 괜찮은 거 같고 잘 지내는 거 같은데, 왜 나만 이럴까 싶습니다. 그냥 괜찮은 척 해보려고 했는데, 어느 날부터 마음이 고장났는지 말을 듣지 않고 멋대로 굽니다. '그러려니 해'라고 마음을 다잡아보지만, 그게 안 됩니다. 쉽게 지나갈 수가 없습니다.

오늘은 환자분에게 말씀드리지 못했던 제 이야기를 나누면서, 그분의 마음과 제 마음을 함께 찾아가볼까 합니다. 가장 어렵지만, 가장 필요한, 모든 일의 시작이 되어 줄 '받아들임'에 대한 이야기입니다.

이 이야기를 하기 전에 엄청 당황스러운 이야기를 먼저 해드릴게요. 기차를 타고 대전으로 가는 길이었습니다. 할머니 한 분이 대뜸 어깨를 치면서 "이거 어디까지 가는 거야? 조치원 가는 거야?"라고 물으시더군요.

갑작스러운 반말에 기분이 나빴지만 "잘 모르겠어요."라고 이야기하고 고개를 돌리려고 하는데, 할머니께서 얼른 찾아보라고 역정을 내시더군요. 어이가 없었습니다. 모른다는데 왜 이러시는 건지 짜증도 났고요.

그때 마침 역무원이 지나갔습니다. 역무원을 보자마자 할머니께서 "선생님, 이거 어디까지 가는 거예요? 제가 조치원에서 내려야 해서

• 50부터는 알아서 척척, 건강해지는 착한 몸은 없다

요."라고 공손히 묻는 것 아니겠습니까?

어처구니가 없었습니다. '왜 나한테만 반말인가, 나도 어디 가면 선생님 소리 듣는 사람인데'라는 생각이 들면서, 순간 이런 일에 화가 나는 저 자신이 한심하기도 했고요.

그 이후 세상이 무너진듯한 표정을 하고 앉았습니다. 기차의 덜컹거리는 소리만 들리고 심장이 쿵쾅거렸지요. 어디 한 대 얻어맞은 듯 멍했습니다. 그러면서 계속 그 상황을 떠올리면서 억울한 감정을 곱씹었지요.

'아, 나는 왜 이럴까? 왜 나에게 이런 재수 없는 일이 생기지?

실제 이 질문은 의미가 없습니다. 왜냐면 답이 없거든요. 살면서 재수 없는 일은 항상 생깁니다. 단지 가끔 겹쳐서 오는 날이 있지요. 단지 운이 없는 날이 있을 뿐이지요. 그리고는 시간이 조금 지나고 나서 깨닫게 됩니다.

'아, 내가 선택할 수 있는 것은 딱 하나구나. 이 주어진 상황을 어떻게 받아들일 것인가!'

그 생각에 이르고 나니 힘이 탁 풀렸습니다. 세상이 내 편이 아닌 거 같아서 울었던 날이 많았죠. 나를 몰라주는 사람들 속에 있는 내가 불쌍하기도 했습니다. 그리고 자꾸 나를 자책하고 못살게 굴곤 했지요. 그러게요. 그냥 받아들이면 되는데, 왜 자꾸 다른 사람이 아니라 나를 괴롭혔을까 싶었습니다.

누군가 반말만 해도 무시당했다는 생각에 기분이 자주 나쁩니다. '무시'당하는 걸 빨리 느끼고 빠르게 반응합니다. 하나의 스위치죠. 나쁜 상황이 생기면 그 상황에 대해서 억울함도 쉽게 느낍니다.

저는 이렇게 생겼습니다. 이런 못난 나를 마주한 게 얼마 만인지 모르겠습니다. 자주 나를 들여다보았다고 생각했는데, 어떤 상황에서 울컥하며 튀어나올 때마다 '아직도 내가 나를 다 모르는구나' 하는 생각이 듭니다. '아직도 내가 나를 있는 그대로 받아들이지 못한 부분이 있구나' 하고요. 내 못난 모습도 딱 있는 그대로 봐줄 필요를 느꼈습니다. 그대로도 괜찮다고 말이지요.

그 질병을 치료하려면 먼저 그 마음을 다스려야 한다. 먼저 그 마음을 바르게 해야만 도에 의지할 수 있다고 하였다. 병자로 하여금 마음속에 있는 의심과 생각들, 모든 망념과 모든 불평, 모든 차별심을 없애고 평소 자신이 저질렀던 잘못을 깨닫게 하면, 곧 몸과 마음을 비우고 자기의 세계와 사물의 세계를 일치시킬 수 있다.

이 상태가 지속되어 마침내 신이 모이게 되면 저절로 마음이 편안하게 되고 성정이 화평하게 된다.

결국 세간의 모든 일이 공허하고, 종일토록 한 일이 모두 망상이며, 나의 몸이 모두 헛된 환영이고, 화복은 실제로 있는 것이 아니며, 생사가 한낱 꿈이라는 것을 깨닫게 될 것이다. 확실히 알아 한순간에 모든 것이 풀리게 되면 마음이 저절로 깨끗해지고 질병은 저절로 낫게 된다.

이와 같으면 약을 먹기도 전에 질병은 사라진다. 이것이 도를 가지고 마음을 다스려 질병을 치료하는 진인의 큰 법이다.

- 《동의보감》〈도로써 병을 치료한다, 以道療病〉

이 부분을 배울 때도 '그냥 잘 살아가라는 의미구나' 하고 지나갔던 것이 생각납니다. 깊이 생각하지 않았지요. 그런데 지금은 아주 조금은 알 수 있을 것 같습니다. 중요한 건 마음이란 것, 그리고 몸과 마음을 비우는 것이 치료의 시작이라는 걸 말이죠.

나를 판단하는 '마음속 의심과 생각들, 망념, 불평, 차별심을 없애는 것'이 시작입니다. 이것이 우리가 질환을 치료하기 위해서 떼어야 할 첫발입니다.

환자분은 약을 복용하면서 침 치료를 꾸준히 이어 갔습니다. 지금은 다행히도 우울증 약을 끊고, 상태도 많이 좋아졌습니다. 인생이라는 바다에서 파도는 끝이 없습니다. 가끔 큰 파도가 몰려와 힘들면 내원하시라고 이야기를 드렸습니다. 그리고 아주 가끔씩 방문합니다.

그 환자분이나 저에게 가장 필요한 것은 우선 있는 그대로 '나'를 받아들이는 거였습니다. 제가 환자분께 항상 했던 말은 그것뿐이었습니다.

"괜찮아요. 우선 그냥 내가 그렇게 느끼고 있구나 하는 걸 알아주세요."

물론 아직 저에게도 그 일이 쉽지 않습니다. 그래서 주문처럼 외곤 합니다.

"그러려니 한다."

"나는 지금 이 모습 이대로 괜찮다."

그럼 나를 도끼눈 뜨고 바라보고 있던 제가 조금은 수그러지는 느낌을 받습니다. "그래, 내가 선택한 건 아무것도 없을지 몰라. 내가 할 수 있는 건 우선 받아들이는 거지."라고 스스로 되뇌게 됩니다.

무엇보다 당신, 자신에게 친절하세요. 사랑받을 자격이 충분한 나에게 가혹했던 사람이 혹시 '나 자신'이 아니었나요? 힘든 날일수록 나를 있는 그대로 받아들이기 위해서 노력하세요. 나에게 나는 이미 충분하니까요.

· 우울증 자가 진단 테스트 ·

항목	아니다	가끔 그렇다	자주 그렇다	항상 그렇다
1. 매사에 의욕이 없고, 우울하거나 슬플 때가 많다.	1	2	3	4
2. 하루 중 기분이 가장 좋을 때는 아침이다.	4	3	2	1
3. 갑자기 울음을 터뜨리거나 울고 싶을 때가 있다.	1	2	3	4
4. 밤에 잠을 설칠 때가 많다.	1	2	3	4
5. 전과 같이 밥맛이 좋다.	4	3	2	1
6. 매력적인 남성(여성)을 보거나 앉아서 얘기하는 것이 좋다.	4	3	2	1
7. 요즘 체중이 줄었다.	1	2	3	4
8. 변비 때문에 고생한다.	1	2	3	4
9. 가슴이 자주 두근거린다.	1	2	3	4
10. 별 이유 없이 피로하다.	1	2	3	4
11. 한결같이 머리가 맑다.	4	3	2	1
12. 전처럼 어려움 없이 일을 해낸다.	4	3	2	1
13. 안절부절해서 진정할 수가 없다.	1	2	3	4
14. 미래는 희망적이라고 생각한다.	4	3	2	1
15. 전보다도 더 안절부절한다.	1	2	3	4
16. 결단력이 있다고 생각한다.	4	3	2	1
17. 사회에서 유용하고 필요한 사람이라고 생각한다.	4	3	2	1
18. 인생이 즐겁다.	4	3	2	1
19. 내가 죽어도 다른 사람들 특히 가족들이 편할 것 같다.	1	2	3	4
20. 전과 다름없이 일하는 것이 즐겁다.	4	3	2	1

※ **50점 미만 : 정상   60점 미만 : 경증의 우울증**
  70점 미만 : 중증도의 우울증, 전문가의 상담 필요
  70점 이상 : 중증의 우울증, 전문의 상담 및 진료 필요

내 감정 사용 설명서

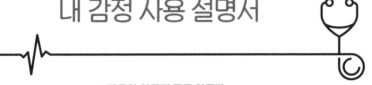

● 마음이 아프면 몸도 아프다.
마음이 아플 때는 일단 모든 생각과 행동을 멈추고,
지금 느끼는 감정에 이름을 붙이고,
'내가 이런 감정을 느끼고 있구나'를 그대로 받아 줘라.

한의원에 오는 다양한 환자 중에서 원인 불명의 질환을 가지고 오는 경우가 있습니다. 눈이 아파서 뜰 수 없다고 호소하며 내원한 학생이 있었습니다. 일주일 전부터 눈이 너무나 따가워서 제대로 뜰 수가 없는 상태라고 합니다. 눈물을 아무리 흘려도 눈이 따가워 30분은 눈을 감고 있다고 말이지요.

안구건조증이라 생각하고 치료를 하려고 하는데, 상담이 계속되면서 예상치 못한 방향으로 진료가 흘러가고 있었습니다. 증상이 안구건조증만이 아니었거든요.

그 학생은 수업 중에도 자주 교실을 뛰쳐나간다고 했습니다. 숨쉬기

● 50부터는 알아서 척척, 건강해지는 착한 몸은 없다

가 힘들어 가슴을 아무리 두드려도 속이 시원해지지 않아서, 교실 밖으로 나가는 것이었습니다. 그리곤 정처 없이 돌아다니다 교실에 들어오면 수업이 끝나 있기 일쑤였죠.

그러니 성적은 바닥을 치고, 이유 없는 답답감에 힘들어하고 있었습니다. 눈이 문제가 아니었죠. 그래서 우선은 눈보다 답답감을 줄여 주는 약을 처방했습니다. 차츰 답답감이 호전을 보이면서, 속에 있던 이야기를 꺼내 놓기 시작했습니다.

학교에서 친구들에게 따돌림을 당하고 있다고 했습니다. 그러던 어느 날 수업 시간에 발표를 하게 되었는데, 그때 숨이 턱 하니 막혔다고 합니다. 모두가 자기를 도끼눈으로 바라보고 있다고 느껴졌거든요. 그 이후로 자꾸 교실 밖으로 나가곤 했지요. 숨이 막히기 시작했거든요. 그리곤 주체할 수 없을 만큼 눈이 아프고, 눈물이 흘러나오게 되었다고 합니다.

다행인 건 학생이 치료를 받으면서 증상이 많이 호전되었다는 것이지요. 그 학생에게 특별히 해결책을 제시하지는 않았습니다. 단지 이야기를 들어주고 치료를 계속 이어 나갔죠.

눈은 마음의 창이라고 합니다. 동의보감에서는 눈을 장부의 정이 모이는 곳이라고 합니다眼爲藏腑之精. 몸에서 가장 좋은 것, 필요한 것을 '정精, essence, 정수'이라고 하지요. 몸속 오장의 상태는 눈으로 드러나지요. 그러니 정이 눈에서 드러나지 못하다는 것은 몸에 문제가 생겼다는 것을 의미하기도 합니다.

"눈병은 화가 없으면 생기지 않는다."라고 합니다. '화'는 우리가 생각하는 불은 아니죠. 감정적인 '화'입니다. 화를 내본 사람은 알 겁니다. 뭔가 가슴에서 뜨거운 것이 솟구치는 느낌이 들지요. 심장이 두근거리고 숨도 가빠집니다. 심지어는 손발이 싸늘해지고 얼굴은 붉으락푸르락합니다. 눈도 뻑뻑하고 붉게 변하지요.

> <내경>에 "열이 지나치면 붓는다."라고 하였다. 눈이 갑자기 벌겋게 붓고 빛을 싫어하며, 약간 깔깔하고 눈물이 멎지 않으며, 갑자기 춥고 눈이 흐린 것은 모두 화열 때문이다.
>
> –《동의보감》〈눈병은 화가 없으면 생기지 않는다, 眼無火不病〉

우리가 알고 있는 안구건조증의 증상과 참 많이 유사하지요? 그래서 한의학에서는 눈을 치료할 때 '화'를 끄는 것을 목표로 해서 치료합니다.

우리를 화나게 하는 것들은 많습니다. 마음이 길길이 날뛸 때가 있지요. 화를 내는 나도 당황스럽습니다. 특히 '이게 그렇게 화낼 만한 일이야?'라는 생각이 들면 더욱 그렇죠. 왜 이렇게까지 화가 나는지 이해가 안 되고, 화 속에 있는 이 감정이 무엇인지도 파악되지 않습니다.

그러다가 이런저런 이유가 떠오르면서 '그래, 내가 화내는 건 당연해'라는 마음으로 자기 동조를 하지요. 자책하고, '화내지 말걸' 싶다가도 '아니야, 그럴 수 있지'라고 마음을 바꿉니다. 마치 이중인격자라도 된 듯 나를 이해하기 힘듭니다.

이런 상황을 겪을 때 우리는 마음만 보는 게 아니라 몸도 함께 봐줘야 합니다. 몸이 피로할 때, 에너지가 없을 때 짜증도 나고 기분을 주체할 수 없게 될 때가 많습니다.

그래서 몸을 먼저 봐야 합니다. 기분은 몸과 함께하니까요. 몸을 바라보고 나서도 마음이 이해가 안 될 때가 있습니다. '이유 없이 왜 이러지?'라는 생각이 들지요. 이유를 찾아 나서다가 하나의 이유에 딱 봉착하게 되기도 하지요. 그렇지만 그 이유가 진실이라는 생각이 들지 않기도 합니다.

내 마음의 주인은 나지만, 내 마음이 어떻게 굴러가는지 나도 잘 모릅니다. 나에게는 내 마음의 지도가 없거든요. 어떤 기계보다도 더 복잡하고 더 세밀하게 움직이는 '나'니까요.

마음이 어지러울수록 나를 먼저 보듬을 필요가 있습니다. **우선 내 맘이 내 맘 같지 않다면 멈추세요. 모든 생각과 행동을 멈추고, 마음을 그대로 바라봐주면 좋을 거 같아요. 그러면서 내 감정들을 따라가 보는 거죠. 생각이 아니라 감정을요.**

"어, 가슴이 두근거리면서 열이 나는 기분이다. 화가 났네."

"가슴이 찌릇찌릇하면서 눈물이 나네. 나 지금 슬픈가보다."

"머리에서부터 무언가 차분히 내려앉듯 하네. 나 우울해지고 있는 거 같아."

앞에 느낌이 먼저입니다. '~하는 기분이다. 몸이 ~하게 반응하네.' 그다음에 이름표를 붙이는 거죠. 화, 우울, 분노, 무력감, 기쁨, 행복, 충만감, 상쾌함 등이요. 나의 상태에 대해서 말이지요. 그게 좀 틀려도 괜찮습니다. 우선 이름을 붙이면 감당하기가 쉬워집니다. 우선 "네가 어떤 놈인지 알겠다."라고 확인하는 거죠. 그후 알아보면 되니까요. 알면, 두려움이 좀 줄어요.

내 감정이 무엇인지도 모르면서 이유를 찾으려면 쉽지 않더라고요. 그러니 이름표부터 붙이세요. 그다음에 원인을 찾든 해결책을 찾든 하면 됩니다. 이름표를 붙였다면 '내가 이런 감정을 느꼈구나'를 느낀 그대로 받아들이는 겁니다.

어떤 감정이든 외부에서 답을 찾아서는 별로 얻을 게 없습니다. '나'에게로 조금 다가와 주세요. 대화해야 합니다. 나를 안아 주고, 손도 잡아 주고, 눈도 바라봐 주세요.

그리고 꼭 얘기하세요. "나를 있는 그대로 사랑해. 나에게 다 이야기 해줘. 너를 알기 위해서 나는 준비가 됐어."라고 말이지요. "왜 그러니, 뭐가 문제야!" 하고 닦달하거나 이유를 찾아가지 말고, 우선 받아 주세요. 그게 자기에게 줄 수 있는 가장 큰 선물입니다.

정리하겠습니다. '멈춤, 감정 이름표, 받아줌'입니다. 틀려도 괜찮습니다. 변명해도 괜찮습니다. 나에게 '평가, 판단, 충고, 조언' 하지 말고 우선 다 받아 주세요. 남에게 나를 받아달라고 기대하지 말고, 나부터 나를 받아 주면 됩니다. 이것이 나에게 해줄 수 있는 최소한의 응급 처치입니다.

응급 처치만 했다고 전문가를 만나지 않아도 된다는 건 아닙니다. 하지만 먼저 응급 처치, 그다음에 전문가에게 또는 날 사랑하는 사람들에게 이야기하고 받아달라고 해보세요. 그럼 훨씬 마음이 편해질 겁니다.

감정에 이름표를 붙여서 화라는 녀석을 알았다면, 우리의 몸도 차분히 가라앉혀 주는 것이 좋겠지요. 동의보감에서 제공하는 눈병 조리법을 소개합니다.

열이 나게 손바닥을 비빈 후에 두 눈을 14번 문지르고, 어두운 방에 바르게 앉아 눈을 81번 돌리고, 눈을 감은 채 신神을 모았다가 다시 눈을 돌리는 것을 반복한다. 손으로 늘 양 눈썹 뒤의 작은 구멍을 27번 이상 누르고, 또 손바닥 가운데나 손가락으로 눈 밑 관골 위를 비비며, 손으로 귀를 40번 이상 당기고, 손을 비벼서 약간 열이 나게 한 뒤 손으로 이마의 미간에서 발제까지 27번 이상 거꾸로 쓰다듬고, 입으로 침을 수없이 삼킨다.

－《동의보감》〈눈병의 조리법, 眼病調養〉

이렇게 하면 눈병을 조리할 수 있다고 합니다. 추가적으로 풍지, 풍부 등 목 뒤에 있는 혈자리나 찬죽, 사죽공, 정명, 동자료 등 눈 주변의 혈자리를 자극해주는 것도 추천해드립니다.

자신의 삶에 만족하며 살아가는 사람들은 대부분 남보다 자신을 깊게 의식하고 사는 사람들입니다. 오늘도 화를 피하고, 나를 알아주고, 어루만지는 하루가 되기를 바랍니다.

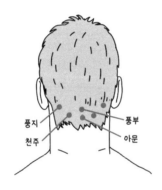
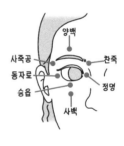

나는 '나'와 잘 지낸다

● 나를 알아주고 나와 잘 지내는 게 '마음을 가장 잘 쓰는 일'이다.
  나와 잘 지낼수록 가까운 사람들에게 따뜻한 사람이 된다.

오랜만에 내원한 반가운 환자분이 계셨습니다. '왜 이리도 속상한 얼굴로 오셨을까' 궁금해하면서 진료를 시작했습니다. 원인은 두통 때문이었습니다.

평소에도 자주 두통이 있었지만, 한동안 괜찮았다고 합니다. 그런데 오늘 아침 아이들과 실랑이 끝에 버럭 소리를 지르고 나니, 또 두통이 몰려왔다고 하네요. 그리고는 하루 종일 두통이 가라앉지 않는다고 했습니다. 침 치료가 끝난 후, 환자분과 이야기를 나눴습니다.

아이들한테 잔소리하고 싶지 않은데, 그게 참 힘들다고 합니다. 한번 말했을 때 들어주지 않는 아이들 때문에 속상하다고 했지요. 더 속상한 건 매번 '그러지 말아야지' 하면서도 아이들을 다그치는 자신을 만나는 일이었습니다. 좋은 엄마가 아닌가 싶고, 아이들에게 상처를 줄까 봐 걱정된다고 말이죠.

우리는 내 마음대로 안 되는 나와 자주 만납니다. 방금까지 웃고 떠들다가 갑자기 우울하고 눈물이 고이기도 합니다. 소화가 안 될 줄 알면서 스트레스를 핑계로 매운 음식을 먹습니다. 그래놓곤 속이 더부룩하다고 다시 짜증을 냅니다. 어이가 없지요?

그런데 이런 나를 이해해주고 받아 줄 사람은 나밖에 없습니다. 나는 나에게서 벗어나지 못하고, 어떻게 해도 떨어질 수 없는 하나뿐인 존재입니다. 그런 나는 항상 아이 같지요. 나에게는 세상 모든 걸 내놓을 수 있거든요. 그래야만 하고요. 내가 내 눈치를 보면서, 스스로를 감춰야 한다면 얼마나 답답할까요.

"네가 하는 게 그렇지. 너한테 기대도 안 해."

"또, 또 이런다. 정말 이렇게 살 거야?"

나를 이해해주지 못하고 비난하고 다그치기만 하는 나와 산다는 건, 너무나 속상하고 상처받는 일입니다. 우리는 그런 나와 얼마나 자주 만나나요? 그런 나와 만나고 나면 어떤가요? 우울한가요? 짜증나나요? 자신감을 잃나요?

혹시 남에게는 어떤가요? 누군가 실수를 한다면 우리는 무슨 이야기를 해줄까요? "괜찮아?"라고 물을까요? 아니면 "네가 그렇지, 그럴 거 같더라니. 조심 좀 해." 이렇게 핀잔을 주나요?

우리는 가까운 사이일수록 '나를 대하듯' 함부로 하는 경향이 있습니다. 그래서 편하고 가까운 사이일수록 마음에도 없는 심한 말과 행동을 하게 됩니다. 그러면 가장 큰 상처를 받고 손해를 보는 사람은 누구일까요?

아마도 '나'일 겁니다. 상처 주는 말을 가장 많이 듣는 사람도 나고, 나에게 가까운 사람들, 내가 사랑하는 사람들을 상처 줘서 괴로워하는 사람도 나지요. 그러니 **나를 알아주는 게, 나와 잘 지내는 게 가장 중요합니다. 나와 잘 지낼수록 가까운 사람들에게 더 따뜻한 사람이 될 수 있거든요.**

> 도는 마음을 용用으로 삼는다. 마음을 잘 쓸 줄 아는 사람은 도道로 마음을 보니 마음이 곧 도고, 마음으로 도를 관통하니 도가 곧 마음이다.
>
> —《동의보감》〈사람의 마음이 천기와 하나가 되는 것, 人心合天機〉

> 선기旋璣는 북두칠성이다. 하늘에서는 북두칠성이 중심이 되고 사람에게는 마음이 중심이 된다. 마음이 몸속에서 움직이는 것은 북두칠성이 하늘에서 움직이는 것과 같다.
>
> —《동의보감》〈사람의 마음이 천기와 하나가 되는 것, 人心合天機〉

'마음을 잘 쓸 줄 아는 사람'은 도가 곧 마음이 되는 사람입니다. 도
라는 글자는 머리를 가진 사람이 가는 모양을 형상하고 있습니다. 도
라는 것은 사람의 '길'입니다. 그 사람이 가야 할 길을 알고 자신의 길
을 가는 모양입니다.

**그러니 '마음을 잘 쓸 줄 아는 사람이 자신의 길을 알고 갈 수 있는 사
람'이라는 의미가 됩니다.**

사람의 중심은 마음입니다. 그중에서도 '나'에 대한 마음이 나의 중
심이 되어야 합니다. 그러니 지금부터 나를 있는 그대로 받아 주는 연
습을 합시다. 그게 우리의 시작이 될 겁니다.

외부 반응에 대해서 어떤 감정들이 드는지 바라봐주세요. 판단은 금
물입니다. "이런 생각을 하는 나는 못났다." 또는 "와 대견하다." 이런
판단을 제외하고, 그냥 어떤 상황에 내가 놓여 있는지 인정해주세요.
생각보다 꽤 새밌을 거예요.

이런 경험을 통해 새로운 나를 볼 수 있을 겁니다. 내가 좋아한다고
생각했던 것들이 실제 아닐 수도 있고, 싫어한다고 생각했던 어떤 상
황들이 복잡 미묘한 감정의 합이었단 걸 알 수도 있을 겁니다.

객관적으로 나를 알 수 있는 가장 좋은 방법은 '일기'입니다. 나를
있는 그대로 써주세요. 내가 느꼈던 감정과 시선을 따라서 글을 쓰다
보면, 내가 어떤 상황에서 어떻게 생각하는 사람인지 조금은 정확히
볼 수 있을 겁니다.

• 50부터는 알아서 척척, 건강해지는 착한 몸은 없다

〈임금님 귀는 당나귀 귀〉라는 이야기 속의 대나무 숲처럼 활용하세요. 일기를 아무에게도 말하지 못했던 이야기를 마음껏 외칠 수 있는 대나무 숲으로 사용하세요. 일기는 정서적 변비를 해결하는 좋은 치료제입니다. 일기를 통해 하루에 단 5분이라도 나만의 'Me Time'을 꼭 가지세요. 그 시간들이 쌓여 스스로 질문을 던지고, 내면과 마주하게 되기를 바랍니다.

남은 나를 몰라도 나는 나를 안다는 것은 삶에 강력한 무기가 되어줍니다. 나를 기록하고 기억하는 시간을 가져보세요.

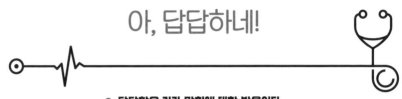

아, 답답하네!

● 답답함은 기가 막힘에 대한 반응이다.
기가 막히지 않기 위해서는 나를 위한 '시간과 공간'을 마련해야 한다.
헐 시간, 헐 공간이 숨통을 트이게 한다.

교통 체증이 심할 때, 우리는 숨이 꽉 막힌 듯한 기분을 느낍니다. 꼼짝달싹 못하고 한 곳에 서 있지요. 약속 시간에 늦을까 봐 마음은 초조하고 답답합니다. 일상에서도 교통 체증 같은 경우가 있지요. 말이 안 통한다는 느낌이 들면 꽉 막힌 기분이 듭니다. 자기 말만 지겹도록 하면 정말 고구마를 백 개 먹은 듯 답답하지요.

일상에서 이런 일들이 또 얼마나 많나요? 그래서 환자분들은 다리가 저려도, 손이 저려도, 머리가 아파도, 갑자기 어지러워도 이렇게 묻습니다.

"피가 안 돌아서 그러나요? 어디가 막혔나요?"

기혈이 조화되면 모든 병이 생기지 않고, 하나라도 울체되면 여러 병이 생긴다.

울이란 병이 뭉쳐 흩어지지 않는 것이다.

－《동의보감》〈육울은 적취 · 징가 · 현벽의 근본이다. 六鬱爲積聚癥瘕玄癖之本〉

울이란 뭉쳐서 발산되지 않는 것으로 올라가야 하는데 오르지 못하고, 내려가야

하는데 내려가지 못하며, 변화해야 하는데 변화하지 못하는 것이다. 이는 전화傳

化가 정상적이지 못한 것으로 육울병이 생긴다.

－《동의보감》〈육울은 적취 · 징가 · 현벽의 근본이다. 六鬱爲積聚癥瘕玄癖之本〉

한의학에서 꽉 막혔단 걸 의미하는 '울'증이 있습니다. 울이라는 글
자만으로는 무엇을 의미하는지 잘 모르겠지요. '우울증'이라는 말에
서의 '울'이 한의학의 울과 같은 뜻입니다. 울은 빽빽하다는 말입니다.
꽉 막히는 상황 속, 꽉 막히는 기운을 이야기하지요.

기운이라는 말이 어렵다면 에너지라고 해도 좋습니다. 하지만 일상
에서 '기'라는 말은 흔하지요. '기분이 좋지 않다', '기막히다', '분위기
가 왜 이래?', '기운 좀 차려 봐' 등 우리말에는 '기'를 통해서 하는 말
들이 많습니다. 우리는 기를 잘 느낍니다. 기분도 분위기도 느끼죠.
나의 기가 기분으로 나타난다면 외부의 기와 타인의 기는 분위기로
나타나죠.

딱히 꼬집어 말할 수 없어도 그 느낌적인 느낌, 저는 그걸 '기'라고

표현했다고 생각합니다. 그중에서 '기막히다'는 게 울증입니다. 기막힌 상황, 기막힌 우연, 기막힌 일들에 의해서 우리는 얼마나 자주 기막히고 있습니까?

처음 든 예처럼 차가 막히는 것은 상황일 뿐이지만, 거기서 오가지 못해서 답답한 마음은 기가 막히게 되지요. 또는 말도 통하지 않는 상대와 이야기를 하다 보면 얼마나 기가 막힌 상황에 놓여 있는지, 이 사람이 날 기막히게 하고 있는지 압니다. 그럼 또 기가 막히게 되지요. 울증이 됩니다. 삶을 살다 보면 이런 기막힌 상황들은 계속됩니다.

《동의보감》의 〈적취〉에서 울증이 소개됩니다. 몸에 무언가 '뭉치고 모여서 흩어지지 않는 것'을 적취라고 합니다. '적'은 쌓였다는 것이니, 몸에 무언가 쌓여서 나타나는 것들을 통칭하지요. 그러니 우리가 계속 무언가 막힌다는 느낌이 들면 그것들이 쌓이고 모여서 '적'이 되는 겁니다.

쌓이고 모인다고 하니 종양처럼 커다란 느낌이 들기도 하지만, 단지 소화불량이나 단단하게 위가 뭉치는 느낌을 적이라고도 합니다. 그 범위가 넓죠. 중요한 것은 이런 '적'의 시작이 '울'이라는 겁니다.

우리가 두려워하는 질환의 시작은 작은 '답답감'에서 시작됩니다. 스트레스가 만병의 근원인 이유가 여기에 있습니다. 그러니 막히는 것을 조심해야 합니다. '울'하지 않도록 해야겠지요.

그런데 그게 생각처럼 쉽지가 않습니다. 살다 보면 답답하고 짜증나

• 50부터는 알아서 척척, 건강해지는 착한 몸은 없다

는 상황들이 계속 반복될 텐데 말이지요. 이럴 때 우리를 시원하게 뚫어줄 '뚫어뻥' 같은 기발한 것이 없을까요?

우선 답답하고 짜증나는 상황이더라도 내 마음이 덜 답답하면, 그 상황이 그리 답답하게 느껴지지 않을 수 있습니다. 먼저 마음을 먼저 점검해야 합니다. 내부의 상황이 외부의 상황을 좌우할 수 있습니다. 나의 밖에서 일어나는 일들이 중요한 것이 아니라, 내 내부의 문제들이 더 중요합니다.

당신 삶의 여유를 찾으세요. 빡빡한 스케줄로 온몸의 에너지를 100% 짜내, 나를 옭아매고 있지는 않은지 먼저 봐주세요. 에너지를 100% 활용해야 하는 상황이라면, 그 일은 나에게 버거운 일임을 인정하세요.

평상시 일을 할 때, 에너지를 70% 정도로 유지하는 게 필요합니다. 이건 스스로 정할 수 있습니다. 나에게 어느 정도의 에너지가 있는지, 유지하는 시간과 여유분은 얼마인지 스스로 알게 되지요. 하지만 우리는 대체로 여유분이 없지요. 없는 채로 움직입니다. 그러다 보니 매번 문제가 생기면 요단강을 건너는 것마냥 좌절하고는 합니다. 그럼 마음이 초조하고 촉박하면서 더 울하게 되지요.

그러니 우선 내 삶에는 '항상 여유분의 스페어를 가지고 있다'고 생각해주세요. 차에만 스페어타이어가 필요한 게 아닙니다. 삶에도, 시간에도, 에너지에도 스페어가 필요합니다. 삶에서 내가 예측한 일들만 생긴다면 우리에게 무엇이 문제될까요? 그렇지만 항상 예측하지 못한 일들이 생기고, 우리는 기가 막히게 되지요.

그럼 또 '울'이 생기면서 우울해지고 답답해집니다. 그렇게 어깨도 몸도 무겁게 변하고, 나를 짓누르게 되지요. 먼저 답답함을 줄여야 합니다. 세상일이 다 맘 같진 않으니, 나에게 아무것도 하지 않아도 되는 시간과 공간을 주세요.

나를 쉬게 해주세요. 아무것도 하지 않는 시간이 소중하다는 건 여행을 가본 사람은 모두 알 겁니다. 자연 속에 있을 때 더 그러하지요. 이렇게 고요함 속에서 머물 수 있는데, '왜 나는 이렇게도 나를 답답한 곳에 가둬뒀을까' 생각이 들지요. 그러니 오늘부터라도 꼭 쉬세요. 쉴 시간, 쉴 공간이 나의 숨통을 트이게 합니다.

자주 나를 쉬게 해주세요. 꼭 그렇게 해주세요. 그렇게 스페어가 생기면 나에게도 울과 안녕하는 날이 오지 않을까요? 꼭 그럴 겁니다. 꼭이요.

     ● 50부터는 알아서 척척, 건강해지는 착한 몸은 없다

EFT, 내가 내 마음을 다독이는 시간

"재발하지 않을까요? 치료받을 때만 괜찮은 거 아닐까요?"

치료를 마칠 무렵이 되면 환자들은 이런 걱정을 합니다. 이런 이야기를 들으면 마음이 아픕니다. 재발과 치료가 계속 반복될지도 모른다는 생각으로, 불안과 두려움에 빠집니다.

그래서 저는 여러 방면에서 삶을 바꾸고, 나를 온전하게 유지할 수 있는 방법들에 대해서 많이 제시합니다. 이 책을 쓰게 된 이유도 거기에 있지요. '나 스스로 내 삶의 무게 들기'를 지향하고 모두 그랬으면 했거든요.

그런데 운동도 하고, 식사 조절도 하고, 이것저것 많이 노력하는 데도 쉽지 않은 부분이 있었습니다. 바로 마음의 영역이죠. 쉽게 일렁이는 우리 마음을 차분히 가라앉히는 게 쉽지 않거든요.

마음을 가라앉히는 방법으로 호흡법, 명상법 등을 제시했지만 환자분들이 좀처럼 따라 하지 않는다는 생각을 많이 했습니다. 지금 당장 우리에게 변화를 일으키지도 않고, 무엇보다 너무 쉬워서 더 쉽게 잊어버린다는 생각이 들었죠.

그럴 때 떠오른 다른 방법이 EFT 요법이었습니다. EFT는 침 없는 침술, 스스로 할 수 있는 침법으로 알려져 있습니다. 14개 경락상의 주요 혈자리를 자극해서 경락의 에너지를 조절하는 것을 목적으로 하지요. 방법은 간단합니다.

1. 해결하고 싶은 증상의 불편감을 0~10 중 어느 정도인지 생각한다_{고통 지수 확인.}

   - 예 : 소화가 되지 않아서 더부룩하다. 고통지수 5
   - 예 : 친구와의 다툼 이후에 잠을 잘 수가 없다. 고통지수 7

2. 한손의 손날 부분을 2~3지 손가락으로 가볍게 두드리면서 아래 문장을 3번 반복해서 말한다_{수용 확언.}

   - 나는 비록 (   )하지만, 이런 나를 깊게 완전히 받아들입니다.

3. 이 '감정 or 증상'이라고 말하면서 두 손가락으로 아래의 타점들을 순서대로 각각 5~7회씩 가볍게 두드린다.

   - 눈썹 안쪽 ⇒ 눈꼬리 ⇒ 눈 밑 ⇒ 코 밑 ⇒ 턱 ⇒ 쇄골 ⇒ 옆구리 ⇒ 엄지부터 각 손가락 손톱 옆 ⇒ 손날

4. 네 번째 손가락과 새끼손가락 사이의 손등을 두드리면서 아래 동작을 순서대로 한다_{뇌조율.}

• 50부터는 알아서 척척, 건강해지는 착한 몸은 없다

① 눈을 감았다가 뜬다.

② 머리를 움직이지 말고 눈알만 움직여서 오른쪽 아래를 째려본다.

③ 왼쪽 아래를 째려본다.

④ 눈알을 오른쪽으로 크게 한 바퀴 돌린다.

⑤ 왼쪽으로 크게 한 바퀴 돌린다.

⑥ 밝은 노래를 2초간 허밍한다.

⑦ 1부터 5까지 빠르게 숫자를 센다.

⑧ 밝은 노래를 2초간 허밍한다.

5. 이 '감정 or 증상'이라고 말하면서 전신 두드리기를 반복한다.

6. 이제 EFT가 끝났으니, 처음의 0~10의 고통지수가 줄었는지 확인해본다.

 - 만일 전혀 줄지 않았으면, 증상을 좀 더 구체적이고 상세하게 큰소리로 말하면서 다시 반복한다.

 - 증상이 줄었지만 남아 있는 경우 '나는 비록 ~(증상)이 남아 있지만'으로 전체 과정을 반복한다. 고통지수가 0이 될 때까지 이 과정을 반복한다.

《5분의 기적 EFT》최인원 참조.
중앙일보 헬스미디어 〈두드리면 낫는다? EFT를 아시나요〉 오경아 기자 참조.

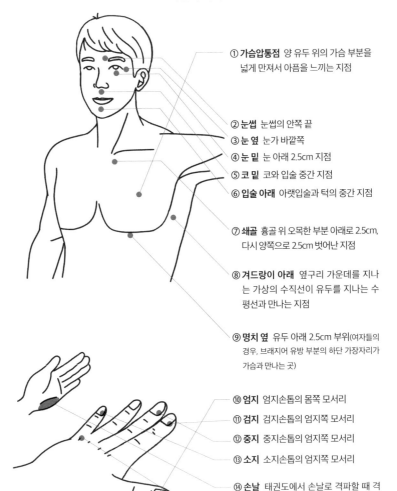

· 타점의 위치 ·

① **가슴압통점** 양 유두 위의 가슴 부분을 넓게 만져서 아픔을 느끼는 지점

② **눈썹** 눈썹의 안쪽 끝
③ **눈 옆** 눈가 바깥쪽
④ **눈 밑** 눈 아래 2.5cm 지점
⑤ **코 밑** 코와 입술 중간 지점
⑥ **입술 아래** 아랫입술과 턱의 중간 지점

⑦ **쇄골** 흉골 위 오목한 부분 아래로 2.5cm, 다시 양쪽으로 2.5cm 벗어난 지점

⑧ **겨드랑이 아래** 옆구리 가운데를 지나는 가상의 수직선이 유두를 지나는 수평선과 만나는 지점

⑨ **명치 옆** 유두 아래 2.5cm 부위(여자들의 경우, 브래지어 유방 부분의 하단 가장자리가 가슴과 만나는 곳)

⑩ **엄지** 엄지손톱의 몸쪽 모서리
⑪ **검지** 검지손톱의 엄지쪽 모서리
⑫ **중지** 중지손톱의 엄지쪽 모서리
⑬ **소지** 소지손톱의 엄지쪽 모서리
⑭ **손날** 태권도에서 손날로 격파할 때 격파 대상에 손이 닿는 지점
⑮ **손등점** 약지와 소지가 만나는 부위에서 1cm 안쪽 지점

※ 위의 타점들은 꼭 정확히 두드리지 않아도 효과에는 큰 영향이 없습니다. 위치를 찾는 데 너무 신경쓰지 않아도 됩니다.

● 50부터는 알아서 척척, 건강해지는 착한 몸은 없다

EFT는 동양의 도인안교導引按蹻 방법 중 하나인 박법拍法을 현대적으로 응용한 것입니다. 응용 근신경학Applied Kinesiology을 제안한 조지 굿하트 박사가 '마음 침술emotional acupuncture'이라고도 불리는 경락 두드림 요법을 처음으로 시도했고, 거기서 발전하여 게리 크레이그가 TFTThought Field Therapy를 더욱 단순화시키고 재정립한 경락 기반 심리 치료법입니다.

모든 부정적인 감정의 원인은 신체 에너지 시스템의 혼란이며, 해결되지 않은 부정적인 감정은 육체적인 증상으로 나타난다는 것을 기본 전제로 하고 있습니다.

EFT는 경락 두드리기와 수용 확언이런 나를 깊게 완전히 받아들입니다으로 이뤄져 있습니다. EFT의 장점은 경락을 두드려서 우리의 신체 에너지를 바로잡고, 우리의 감정을 있는 그대로 바라봄으로써, 나를 받아들이는 데에 있습니다. 이를 통해서 신체적 고통과 감정에 의한 우리의 아픔을 함께 치료할 수 있지요.

이 방법은 마음과 몸이 별개가 아니란 것을 보여주고, 우리 스스로 잠재우고 다독일 수 있도록 도와줍니다. 간단하지만 효과는 충분할 겁니다. 그러니 오늘 한 번 나를 토닥토닥 두드리며, 내 진짜 감정을 보고, 나를 스스로 치료해보는 건 어떨까요?

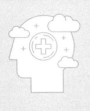

PART 4

나 탐구생활

일기예보는 오늘 어떤 옷을 입어야 할지, 어떤 일을 계획해야 할지를 결정하는 데 도움을 줍니다. 만약 세차를 하려고 했는데, 그날 비가 온다면 다른 일을 할 겁니다. 날씨는 우리의 생활에 많은 영향을 미칩니다. 그리고 날씨는 충분히 예측이 가능하지요. 기상청에서 알려 주니까요.

우리 일상은 날씨만 알아도 예측할 수 있는 일들이 늘어나게 됩니다. 비가 온다고 하면 우산을 준비하고, 갑자기 온도가 뚝 떨어지는 날에는 따뜻한 옷을 준비합니다. 날씨가 맑고 따뜻하다면 소풍을 계획할 수 있겠지요.

예상한 것을 스스로 이룰 수 있다는 느낌은 '자기 효능감'을 올리는 데 도움이 됩니다. 그런 점에서 날씨를 안다는 것만으로도 내가 나를 평가할 때 좋은 점수를 주게 되지요. 그런데 여기서 날씨를 아는 것보다 더 중요하게, 자기 효능감을 올리는 지표가 있습니다.

바로 '나'입니다. 나의 기분 상태, 몸의 상태, 그리고 체력까지 예측할 수 있다면 삶이 한층 다채로워집니다.

그런데 이런 나에 대해서는 아무도 예보해주지 않습니다. 나에 대해서 제대로 알고 있는 사람이 나밖에 없거든요. 심지어 나조차도 나에 대해 모르는 게 너무 많습니다.

친구와 가족이 아무리 관심을 가져준다고 해도 나의 24시간을 모두 알 수 없습니다. 나의 장점도 단점도 모두 아는 존재는 오직 나밖에 없지요. 나만이 온전히 나를 알 수 있습니다. 그래서 세상에서 나를 가장 잘 위로할 수 있는 것은 가족도 친구도 아닌, 바로 나 자신입니다.

모든 사람들은 자신을 이해하고, 제대로 알고 싶어 합니다. 그런데 우리는 자신에 대해서 잘 알지 못합니다. 그래서 자신을 관찰하며, 나는 누구인가를 끊임없이 묻지요. 하지만 우리는 자신을 아는 것에 대해서는 코끼리를 만지는 장님입니다. 단지 일부분으로 전체를 이해한 것처럼 속단하는 일이 비일비재하지요. 전체 속에서 세세한 것을 읽어 내고, 세세한 것을 통해서 전체를 살펴봐야 하는데 참 쉽지 않습니다.

물론 요즘에는 MMPI, CPI, MBTI 등 여러 성격 유형 검사들이 많아져서, 내가 어떤 유형의 사람인지를 알아볼 수 있습니다. 그렇지만 그런 검사를 하더라도 직접 겪어본 나를 통해서 나를 더 많이 알게 되지요. 그리고 그 경험은 기억으로 남습니다. 좋았던 기억들, 슬픈 기억들도 내 마음속 어딘가에 축적됩니다. 그런데 기억은 감정을 담고 있다 보니 왜곡되기도 하지요.

그래서 기록이 필요합니다. 꼼꼼히 기록하는 것보다는 꾸준히 기록하는 것, 그리고 그 기록을 다시 꺼내 보는 게 중요합니다. 그 기록이 내가 어떻게 살아왔고 앞으로 어떻게 살아가야 하는지, 삶의 방향을 정하는 데도 도움이 되니까요.

저는 나를 기록하고 분석하고 알아 가는 과정을 '나 탐구생활'이라고 부를 겁니다. 나에 대해서 기록하는 방법을 알려드릴게요. 그리고 그 기록들로 어떻게 나를 알아갈 수 있는지도 함께 말이지요.

우리가 해야 할 일은 나에 대해서 기록하기, 기록 분석하기, 그것을 기반으로 피드백을 받아서 나의 삶을 건강하게 이끌어 가기입니다. 우리는 그렇게 할 수 있습니다.

그런 연습을 하다 보면 분명 오늘보다 더 나은 내일이, 우리 앞에 펼쳐질 거예요.

✚ 내 이름은

✚ 나를 찾아서, 나의 행복을 찾아서,
오늘도 새로움에 도전하며 '나'의 지평을 넓히자.

안녕하세요, 저는 황윤신입니다. 제 이름을 처음 들어보셨을 거예요. 제가 유명한 사람도 아니고 흔한 이름도 아니니까요. 이름에는 아무 정보도 담겨 있지 않죠? 누구인지 특정할 수도 없습니다. 하지만 이름이 붙는다는 것은 누군가의 바람과 사랑이 담겨 있다는 생각이 듭니다.

아이들의 이름을 지어본 부모라면 이 말의 의미를 아실 겁니다. 어떤 이름도 함부로 붙일 수가 없습니다. 이름 자체는 아무 의미가 없을지라도 많은 것들을 내포하고 있거든요.

사람의 이름이라면 앞으로의 삶에 대한 축복의 의미와 그 사람에 대

226　　　　　　　　　• 50부터는 알아서 척척, 건강해지는 착한 몸은 없다

한 바람이 담겨 있습니다. 사물에 대한 이름이라면 사물의 특징이 담겨 있지요. 그래서 이름 짓기가 쉽지 않단 생각이 들기도 합니다. 그리고 사물이든 사람이든 이름이 붙었다면, 그 이름에 걸맞기 위한 몇 가지 특징이 있어야 하지요.

사람의 특징이라는 게 참 어렵습니다. 당신은 누구인가요? 여기에 대해서 딱 명확히 이야기하기가 참 어렵죠? 다각도로 당신을 바라봐야 할 테니까요. 너 자신을 알라는 철학적인 물음이 아니더라도 저는 제가 누구인지를 잘 모르겠습니다. 솔직히요.

그런데 이렇게 생각해보면 어떨까요? 나는 내 특성을 알기 위해서 살고 있는 거라고 말이지요. 우리는 하루하루 비슷한 삶 속에서 자꾸 태어난 이유를 잊습니다. 이유를 잊어 갈수록 우리 삶이 피폐해지는 걸 느낄 수 있지요. 우선 재미가 없습니다. 행복감이 줄어들지요.

우리는 남과 나를 비교하며 삽니다. 그래서 시선은 자꾸 외부로 향하고, 나를 방치합니다. 하지만 남에게로 향하던 시선을 조금 돌려, 편견 없고 따뜻한 시선으로 나를 바라보면 어떨까요? 지금 당장, 당신을 조금 더 경험하세요. 조금 더 느껴 주세요. 세밀하게, 좀 더 낯설게 말이지요. 그럼 '나라는 사람이 이렇지'라고 생각했던 부분이 조금씩 깨질지도 몰라요.

그런데 그거 알고 계셨어요? 당신이 생각보다 윙크를 잘하는 사람이란 거? 속는 셈 치고, 한 번 해보세요. 오늘 당신의 특기이자 취미

하나를 또 발견할 수도 있으니까요. 자신이 좋아하는 일을 하는 것, 그리고 그 범위를 넓혀 가는 것, 그것이 오늘 당신이 할 일이면 좋겠네요. 그럼 매일매일이 새로울 테니까요.

우리는 대체로 밥벌이하면서 시간을 많이 보내지요. 또는 밥벌이를 하지 않더라도 나를 먹이고 입히고 재우는 일에 에너지를 씁니다. 이걸 한마디로 정리하면 살림이지요. 살림을 꾸려 나가기 위해 여러 일을 하지요. 청소, 빨래, 음식 준비에 설거지까지 꽤 바쁘게 삶이 돌아갑니다. 그런데 그중에서 좋아하는 일은 몇 가지나 되나요?

저는 집안일을 잘 못합니다. 좋아하지도 않고요. 그러다 보니 매번 집에 들어올 때면 해야 할 일들이 산더미처럼 쌓입니다. 설거지, 청소, 빨래가 가득입니다. 일하지 않으면 당장 쓸 그릇이 없고, 먼지가 밟히고, 내일 입을 속옷이 없는 경우도 허다합니다. 그러다 보니 해야 할 일들을 먼저 하게 되는 경우가 많지요.

그럼 좋아하는 일은 언제 하고, 나를 언제 알아 가죠? 밥벌이를 위한 일들에 순위가 밀리곤 하지요. 아쉬움이 물밀듯 밀려옵니다. 그래서 좋아하는 일을 한다는 사람을 보면 대단하다는 생각과 함께 부러움이 가득입니다.

많은 사람이 자신이 무엇을 좋아하는지도 모르고, 좋아하는 일을 할 시간도 없고, 이런저런 제약 등으로 어제와 같은 오늘을 반복합니다. 이렇게 좋아하는 일을 하나도 못하는 하루들을 보내고, 아쉬움이 가득한 한 해가 지나갑니다.

저도 비슷합니다. 저는 일기 쓰는 걸 좋아하지만, 일기 쓸 시간이 전혀 없을 때가 있습니다. 책 읽기도 좋아하지만, 그것도 힘들 때가 많고요. 음악을 들으며 산책도 하고 싶지만, 산책하기 힘든 환경에 있기도 하지요. 미세먼지가 많기도 하고요, 걸을 공간이 마음에 들지 않는 경우도 있습니다.

한 단계씩 알아봅시다. 우선 좋아하는 일이 있나요? 좋아하는 일을 할 시간이 없다고 해도 하나쯤 좋아하는 일이 있으면 좋겠다고 생각합니다. 시간은 있는데, 뭘 해야 할지를 모를 때도 있습니다. 그래도 괜찮습니다.

우선 아무것도 안 해도 됩니다. 아무것도 안 하는 것도 좋아하는 일이 될 수 있어요. 아무것도 안 한다는 것, 꼭 해야 할 일이 없다는 것에 머물러 보는 것도 참 좋거든요. 평온함도 느껴보고 지루함도 느껴보세요. 아무것도 하지 않음에 온전히 빠져보세요.

그다음에 마음에서 툭툭 솟아나는 하고 싶은 일들을 만나보세요. TV를 보거나 책을 읽다가, 어떤 날은 걷다가 갑자기 확 오기도 합니다. '아, 이거 재밌겠다!', '어? 저건 뭐지?' 하면서 마음을 툭툭 건드리는 것들이 있지요? 그것들이 시작이 되어 줄 겁니다.

좋아하는 걸 찾는 건 마치 연애와 비슷합니다. 언제 어디서 불쑥 찾아올지 모르죠. 그리고 한 번, 두 번 부딪치면서 느껴지는 감정이 점점 끌어당김으로 작용해서 인연이 되어 가죠. 그 사랑의 시그널을 놓치면 인연이 될 수 없잖아요? 좋아하는 일을 찾는 것도 그와 비슷합니다. 내 마음에 일렁이는 그 순간을 잘 캐치하고, 그 신호들을 따라가면 좋아하는 것들을 찾을 수 있습니다.

그 신호와 순간들을 놓치지 않으면 좋겠어요. 우리의 삶이 좋아하는 것들로 가득해지려면, 그 좋아하는 것들을 하나씩 하나씩 모아야 하거든요. 그 과정이 하나의 이삭줍기지요. 몇 번의 시그널들이 쌓이면 연결 고리가 생기고, 그렇게 나의 인연이 되지요. 그다음부터 자연스럽게 좋아하는 것들을 알고 계속 유지하게 됩니다. 그렇게 습관이 되고, 나의 삶을 이루게 되지요.

정리해볼게요. 좋아하는 일이 없다면 우선 가만히 있거나, 여기저기 돌아다니면서 신호가 오는 것들을 찾는 게 첫 번째입니다. 그러고 나서 신호가 오면, 그 신호들을 따라가면서 조금씩 경험해보세요. 마치 헨젤과 그레텔이 빵부스러기를 따라가다 과자 집을 만나듯, 좋아하는 일들을 모으다가 좋아하는 일을 하고 있을지도 모릅니다.

좋아하는 일들을 만들어가는 걸 낭비라고 생각하지 마세요. '이건 시간이 너무 많이 들어', '오래할 것도 아닌데 한 번 해보는 게 무슨 의미가 있어?', '돈이 많이 들 거 같은데 하지 말까?' 나에게 여유가 없다는 말들이 계속 마음에서 들려오겠지요. 그렇다면 단호하게 그런 말들 뒤에 '그럼에도 불구하고'를 넣어보세요.

"시간이 많이 들어, 그럼에도 불구하고 한 번은 해보고 싶어."

● 50부터는 알아서 척척, 건강해지는 착한 몸은 없다

"오래할 수 없을지도 몰라. 그럼에도 불구하고 한 번 시도는 할 수 있잖아?"

"돈이 들 거 같아. 그럼에도 불구하고 다른 돈을 아끼고 이걸 한 번 해볼까 싶어."

내 느낌, 내 감정들이 긍정하는 방향에서 우리는 행복감을 느끼게 됩니다. 그 감정을 따라가세요. 그게 나에게 답일 테니까요. 그리고 그 답을 쫓아가다 보면 나의 운명을 만나겠지요. 제가 자주 하는 혼잣말이 있습니다.

"눈에 걸리는 것이 내 일이다. 마음에 걸리는 것이 나의 운명이다."

오늘도 나의 운명을 찾아서 한 발을 내딛는 하루가 되었으면 좋겠네요. 당신의 향기가 여기저기 묻어나는, 당신이 원하는 하루 말이에요.

✚ 부캐

✚ 나를 하나의 캐릭터로 규정짓지 말자.
가끔은 상황별로, 관계별로 다른 캐릭터를 가져도 좋다.
제발, 나를 내 안에 가두지 마라.

요즘 '부캐'가 유행입니다. 제가 부캐라는 말을 처음 접한 건 TV 예능 프로 〈놀면 뭐하니〉에서 유재석이 '유산슬'이라는 가수로 등장했을 때입니다. 유재석이 국민 MC가 아니라 트로트 가수 유산슬이라는 이름으로 활동하게 되면서, 유재석이 아니라 유산슬로 불렸습니다. 마치 국민 MC가 아니라 유산슬이라는 다른 사람이 존재하는 것처럼 활동하더군요. 그러면서 사람들이 유재석의 부캐로 유산슬을 인정하고 열광했습니다.

부캐는 게임에서 사용하는 용어로, 온라인 게임에서 본래 사용하던 계정이나 캐릭터 외에 새롭게 만든 부캐릭터를 줄여서 부르는 말입니다. 이후 일상생활로 사용이 확대되면서 '평소의 나의 모습이 아닌 새로운 모습이나 캐릭터'를 가리키는 말이 되었지요. 부캐라니, 좋지 않나요? 갇혀 있는 내 안의 무언가에서 탈출할 수 있는 비상구를 찾은 느낌이 듭니다.

건물을 지을 때 출입문 외에 비상구를 만들어야 하는 것이 안전을 위한 법적 필수 사항인 것처럼, 현재를 사는 우리의 인생에도 그 조항은 똑같이 적용되어야 하지요. 살면서 숨이 턱 막히고 갑갑할 때, 바로 그때를 위해 비상구가 필요한 것입니다.

사람들은 게임에 열광합니다. 게임이라는 말 자체가 놀이를 의미하는 말이니, 확실히 재미가 있지요. 또한 게임이 너무 단순하거나 쉬우면 잘 하지 않게 됩니다. 그리고 너무 어려우면 금세 질립니다. 게임에서는 캐릭터의 특성에 따라서 게임을 운영하는 방법이 달라집니다. 캐릭터가 가진 몇 가지 특징을 습득하고 나서, 그다음에 역할에 맞게끔 플레이를 합니다. 그렇지 않으면 게임 자체가 어렵습니다.

캐릭터의 역량을 다 발휘할 수 있어야 게임을 이길 수 있는 것이죠. 그러니 우선 캐릭터를 잘 아는 게 중요합니다. 게임에서나 현실에서나 말이지요. 그러나 그 캐릭터만을 고집한다면 지겹기도 하지요. 다른 역할이 필요하다면, 그에 맞는 다른 캐릭터를 가져오기도 합니다. 그걸 우리는 부캐라고 합니다.

저는 부캐가 삶에 꼭 필요하다고 생각합니다. 우리는 얼마나 다양한 상황을 마주하며 살아가나요? 얼마나 많은 역할을 하면서 살아가 나요?

집에서 저는 딸입니다. 동생이고, 누나이기도 하지요. 무뚝뚝하고 짜증도 자주 내지만 엄마 전화는 꼭 받으려고 노력하는 딸입니다. 제 직업은 한의사입니다. 아픈 곳에 대한 진단과 치료를 하고요. 한의사 가 글까지 쓴다고 하니, 왠지 말을 잘할 거 같고 똑똑할 거 같지 않나 요? 건강할 거 같고 몸에 나쁜 건 절대 먹지 않을 것 같지 않나요?

솔직히 저는 그런 사람과 거리가 멀다고 생각합니다. 그렇지만 우리 의 이미지라는 건 자신이 생각하는 대로 이뤄지지 않죠. '나는 이런 사 람이야'라는 고정된 이미지를 가지고 살아갑니다. 타인과의 관계, 그 안의 역할에서 우리는 자유로울 수 없습니다.

이미 경험하고 배워 온 것들에 의해서 우리는 '나'라는 익숙해진 옷 을 입고 있지요. 나 자신이 믿고 있는 옷과 타인들이 믿고 있는 옷 말 이에요. '나는 이런 사람이야, 이래야 해'라고 믿는 것들 때문에 괜히 무리하고 있지 않나요? "나는 좋은 엄마가 되어야 해!" 또는 "지금 역 할에 최선을 다해야 해!" 하면서 나를 몰아붙이고 있지는 않나요?

나라고 믿는 '나'도 실제가 아니라, 내가 입힌 하나의 캐릭터에 불과 할 수 있습니다. 좋은 딸이 되고 싶고 최선을 다하는 의사가 되고 싶은 저처럼요. 다들 그런 바람 하나쯤은 가지고 있을 테니까요.

'나'지만 '내'가 아닌, 마치 게임 속에서 그 상황에 맞는 캐릭터를 내세

● 50부터는 알아서 척척, 건강해지는 착한 몸은 없다

워서 플레이를 하듯, 삶에서도 부캐가 꼭 필요합니다. 그래야 일관성 없는 나를 이해하고 받아들일 수 있고, 오늘 하루 실수했던 나를 이해 해줄 수도 있습니다. 딸로서 100점이 못 되었던 하루라고 해도 작가로서 열심히 살았을 수 있으니까요.

그리고 옷이 한 벌 더러워졌다고 해서 나까지 더러워진 건 아니죠. 옷을 벗어 버리면 됩니다. 우리 안에는 다양한 모습의 내가 있습니다. 단지 그것을 내가 인지하느냐 못하느냐의 차이만 존재하지요. 본캐와 부캐가 무엇이든, 어떤 모습이든 간에 결국 나라는 사람의 정체성은 스스로가 만듭니다. 진짜 '나'에 대해 고민해야 할 이유지요.

✚ 연비 좋은 나

✚ 일에 순서를 정하고, 집중해서 시간을 관리하자.
　좋아하는 것에 시간을 쓰고,
　좀 못하는 것과 안 하고 싶은 것에 시간을 줄여라.

우리는 입버릇처럼 "시간이 없어."라는 말을 입에 달고 삽니다. 특히 좋아하는 일을 찾은 사람들에게 가장 아쉬운 게 시간입니다. 해야 할 일에 치여서 좋아하는 일을 할 시간이 없거든요. 타임 푸어Time poor에서 벗어나는 길은 시간을 효율적으로 쓰는 것이지요.

세상을 살다 보면 크고 작은 일, 중요한 일과 긴급한 일, 쉬운 일과 어려운 일, 뜻밖의 일들로 항상 복잡하지요. 그럴수록 우선순위를 잘 선택해야 합니다.

일의 우선순위를 정해서 중요한 일에만 몰두하고, 나머지 일들은 한가할 때로 미루거나 다른 사람에게 맡기면, 시간 부족에서 벗어날 수

● 50부터는 알아서 척척, 건강해지는 착한 몸은 없다

있습니다. 세탁은 세탁소에, 집안의 자잘한 일은 일주일에 한 번씩 가사 도우미를 부르는 방식으로 말이지요.

시간은 항상 부족합니다. 그래서 시간 관리 책에서는 일의 순서를 잡을 때, 꼭 해야 할 일이 아니라 중요한 일을 먼저 배치하라고 강조합니다. 하지만 우리는 일의 순서를 정할 때, 중요도보다는 시간의 급박성을 기준으로 일을 배치하는 경향이 있습니다.

일은 4가지로 나눌 수 있지요. 중요하고 급한 일, 중요하지만 급하지 않은 일, 중요하지 않지만 급한 일, 중요하지 않고 급하지 않은 일로 말이죠. 대부분 급한 일과 중요하지 않지만 급한 일을 먼저하고, 중요하지만 급하지 않은 일을 가장 뒤로 미루게 됩니다. 중요하지도 않고 급하지도 않은 일은 안 할 테니까 걱정하지 않죠.

저 같은 경우라면 당장 입을 속옷이 없으면 빨래가 먼저지요. 그러고 나서 제 평생에 가장 중요한 일이지만, 급하지는 않은 글쓰기를 합니다. 그런데 빨래도 하고, 설거지도 하고, 청소도 하고, 제 직업과 관련된 일들을 하다 보면 항상 글쓰기는 나중으로 밀려납니다. 책 읽는 일도 그렇고 말이지요. 중요하지만 지금 당장 해야 할 일은 아니니까요.

그럼 매번 급한 일만 하다가 하루가 끝나곤 합니다. 그러니 중요한 일부터 먼저 배치하는 게 필요합니다. 저는 글쓰기를 시간표에서 제일 먼저, 그다음 책 읽기를 배치하지요. 그다음 순서가 살림에 관한 것들입니다. 그래야 제가 좋아하는 방향으로 삶을 끌고 갈 수 있거든요. 해야 하는 일에만 끌려다니는 삶은 마치 공 같지요. 남들이 차면 차는 대로, 던지면 던지는 대로 흘러가게 될 테니까요.

그러니 우선 내가 생각하는 중요도를 정하고, 그 중요도에 맞춰서 일과 시간을 배치해주세요. 시간을 관리해보고 싶은 마음이 생겼다면, 이젠 시간을 창출하면 됩니다. 자투리 시간을 활용하는 것도 좋고, 시간을 제한해서 쓰는 것도 좋죠.

한 심리학자가 재미있는 실험을 했습니다. 한 사람이 평생 동안 물건을 찾는 데 낭비되는 시간을 측정해본 결과, 거의 1년이더라는 겁니다. 어떤 방식으로 조사했는지는 알 수 없으나 일리가 있어 보입니다. 또 다른 연구에 의하면 직장인들이 서류를 찾기 위해 낭비하는 시간은 1년에 150시간이나 된다고 합니다. 엄청나죠.

하루 8시간 근무하는 것으로 계산할 경우, 거의 1년 중 20일을 서류 찾는 일에 매달린다는 이야기입니다. 우리가 초등학교 시절에 배운 것이 '제 물건은 제 자리에'였습니다. 이것만 지켜도 이런 엄청난 낭비를 막을 수 있지요. 물건을 두는 장소를 정해두는 것 말이에요. '열쇠는 신발장 위, 스마트폰은 충전기, 지갑은 책상 서랍'에 등입니다.

제가 가장 선호하는 방법은 하기 싫은 일을 할 때 시간 제한을 두면서 하는 겁니다. 하고 싶은 일은 시간 제한을 두지 않는데 하기 싫은 일, 해야 하는 일에는 시간 제한을 하는 겁니다. 예를 들면 설거지 10분 이런 식으로요. 그게 뭐냐 싶겠지만 그럼 꽤 재밌는 게임처럼 됩니다.

설거지를 시작할 때 딱 알람을 맞추는 겁니다. 그럼 10분 안에 끝내야 하는 거죠. 설거지에 온전히 집중하게 됩니다. 스피드와 정확도 둘 다를 가져야 하거든요.

그리고 이런 작업이 주는 장점이 또 있습니다. 점점 내가 어떤 일을 하는 데 얼마의 시간과 노력이 드는 사람인지를 알 수 있게 되지요. 내 삶에 대한 예측의 확률이 올라가게 됩니다. 그런 적 있지 않나요?

'이 일 하는데 대략 30분 걸려'라고 생각했지만 1시간도 넘게 걸리는 거죠. 저는 그런 일들이 태반이었거든요. '그럼, 그렇지'라고 스스로 낙담하고 비난하게 되는 경우도 많지요. 그런데 그 경험을 비난에 쓰지 말고, 새롭게 알게 된 나에 대한 정보로 저장하는 겁니다. '아, 나는 이 일을 하려면 이만한 시간이 필요한 사람이구나'라는 정보가 생기게 되고, 그런 정보들이 모이게 되면 점점 정확하게 일하는 시간을 예측하게 되는 거죠.

나에 대한 정보가 많아지게 되면, 나는 나에 대한 전문가가 됩니다. 그럼 내가 하는 일의 성공 확률이 더 높아지게 됩니다. 성공 확률이 높을수록 긍정적 경험들이 차곡차곡 쌓이게 되고, 더 나은 나에 대한 마음들도 쌓이게 되지요. 그럼 나에 대한 긍정은 더 많은 긍정을 불러오게 되고, 나에 대한 외부의 인식들도 긍정적으로 변하게 되겠지요.

이런 꿈만 같은 일들의 시작이, 내가 어떻게 일하고 얼마의 시간이 걸리는지 아는 사람이 되는 겁니다. 그러니 해야 할 일을 할 때 내가 얼마의 시간이 걸리는지 체크해보고, 그다음부터는 시간을 정해두고 일을 해보세요. 그리고 일을 할 때마다 조금씩 조정하면 됩니다. 차츰 일을 더 빠르고 정확하게 할 수 있도록 시간을 줄여 나가는 거죠. 생각보다 재밌을 겁니다. 오늘 당장 시도해보세요.

무엇보다 모든 생활에서 완벽, 결벽, 강박 등에 시달리지 말라고 부탁드리고 싶습니다. 조금 덜 해도 됩니다. 너무 완벽하게 하려다 스트레스를 받는 것보다 조금은 부족한 것이 낫습니다.

당신이 잘하는 것과 좋아하는 것에 더 시간을 쓰고, 좀 못하는 것과 안 하고 싶은 것은 시간을 줄이세요. 대충해도 되고요. 당신은 완벽하지 않아요. 그렇지만 당신 그 자체로 온전하지요. 그걸 꼭 알아주셨으면 좋겠어요. 당신의 선택과 집중을 응원합니다.

✚ It's not your fault

✚ 당신에게 병이 생겼다면, 그 병이 생긴 원인을 찾지 말자.
원인을 탓하기보다
앞으로 어떻게 나를 돌봐서 건강을 되찾을지에 집중하라.

제 바람은 사람들이 덜 아프게 사는 겁니다. 안 아프게 사는 건 쉽지 않은 일이기에 조금이라도 덜 아플 수 있다면 좋겠다는 생각이 가득합니다. 아프면 만사가 귀찮고 몸이 무겁습니다. 움직임이 자유롭지 않죠. 그래서 저는 환자분들이 안 아플 수 없더라도 덜 아프길 바랍니다. 그 바람이 이뤄지길 바라는 마음으로 최소한의 건강 이야기를 글로 쓰기 시작했습니다.

누구나 행복한 삶을 살고 싶습니다. 행복의 의미는 사람마다 다르지만, 행복의 최소 요건엔 반드시 건강이 있습니다. 그리고 그 건강의 최소 요건은 지금 내 건강을 아는 것입니다.

제 환자 중에 자주 발목이 아파 찾아오는 15살 소녀가 있습니다. 걷다가 쉽게 삐기도 하고, 좀 무리해서 운동하면 곧 통증이 생깁니다. 예전에 다친 발목이지만, 통증이 사라졌다가도 갑자기 생기기도 하면서 괴롭혔습니다.

무엇보다 그 소녀의 어머니는 아이를 무척 아낍니다. 아이가 아프면 내 몸이 아픈 것보다 더 아프고 힘들다는 그녀에게서, 저희 부모님의 얼굴이 스쳐 지나갔습니다. 모든 부모의 마음은 같은가 봅니다. 부모가 아이를 바라보는 따뜻한 눈, 그 눈에 비친 아이들은 그 마음을 알고 있을까요? 그녀에게 아이가 그렇게 예쁘냐고 물었을 때, 그녀가 했던 말이 아직도 생생합니다.

"내 딸은 똥을 싸도 예쁘다니까요. 말로 표현이 안 돼요. 그래서 그런 이쁜 딸이 아프면, 다 내 탓이 아닌가 싶어서 미안해요. 더 건강하게 낳아 줬어야 했는데 말이에요."

저희 엄마가 저에게 하시던 말씀과 똑같았지요. 부모는 유전자를 물려줬다는 사실만으로 미안하다고 말합니다. 세상에 나를 있게 해준 고마운 사람인데 말이지요.

사람의 수명은 각기 천명에 달려 있다. 천명이라는 것은 천지와 부모에게 받은 원기를 말한다. 아버지는 하늘이고 어머니는 땅인데, 아버지로부터 받은 정과 어머니로부터 받은 혈의 성쇠가 다르기 때문에 사람의 수명에도 차이가 나는 것이다.

● 50부터는 알아서 척척, 건강해지는 착한 몸은 없다

사람이 태어날 때 양쪽 모두에게서 성한 기를 받은 자는 상등이나 중등의 수명을 누릴 수 있고, 한쪽에게서만 성한 기를 받은 자는 중등이나 하등의 수명을 누릴 수 있으며, 양쪽 모두에게서 쇠한 기를 받은 자는 보양을 잘해야 가장 낮은 수명을 겨우 누릴 수 있고, 그렇지 않으면 대부분 요절하게 된다.

그러나 외부에서 풍·한·서·습의 사기가 들어오거나, 굶주리거나 포식하거나, 일을 많이 하여 내상內傷이 생기면, 어떻게 부모로부터 받은 원기를 다할 수 있겠는가?

그러므로 상고 시대의 성인들은 온갖 풀을 맛보고 약을 만들어 사람들을 보살펴, 각각 그들의 천수를 누릴 수 있게 한 것이다. 전傳에 '몸을 수양하며 천명을 기다릴 뿐이다'라 하였다. 반드시 사람으로서 할 일을 다하여 하늘의 뜻을 따라야만, 좋지 않은 것도 좋게 되고 죽을 사람도 살아나게 되는 것이다.

이렇듯 사람의 수명이 천명에만 맡겨진 것은 아니다. 이와 같이 의사는 신명과 통하고 조화를 응용하여, 요절할 사람을 장수하게 할 수 있고 장수할 사람은 신선이 되게 할 수 있으니 의도醫道를 없앨 수 있겠는가?

－《동의보감》〈수명의 차이, 壽夭之異〉

부모에게 받은 것이 나에게 중요합니다. 선천적으로 타고난 부분은 잘 받아들이고, 현재의 자리에서 나를 잘 수양하는 게 우리가 할 수 있는 최선이겠지요. 그러나 현대에 익숙한 질환의 대부분은 생활 습관에서 옵니다. 그래서 유전에 의한 것보다 생활 습관에 대해, 많이 고민하게 되지요.

우리는 아프면 내가 뭘 잘못했는지를 먼저 생각합니다. 아프기 시작하면 왜 이렇게 아픈 건가 싶어서, 예전에 했던 행동들에 대해서 생각하게 되고, 타고난 유전자에 대해서 한탄하기도 합니다. 그리고 '그 행동을 하지 말았어야 해. 그 음식을 먹지 말았어야 해'라고 후회를 하지요.

그러나 저는 그런 방식이 문제 해결에 크게 도움이 되지 않는다고 생각합니다. 건강해지는 데도 도움이 되지 않고요. 하나의 질환이 생기는 데에, 하나의 원인에 의한 경우가 많지 않습니다. 예를 들어 다쳤거나 사고가 났다면 원인이 명확하지요. 그 사고의 발생 원인과 시간이 명확하니까요.

그렇지만 대부분의 질환은 언제 생겨났고 언제 악화되었는지 모르고, 단지 '어느 날 갑자기' 생겨난 것처럼 보입니다. 그럼 그 질환의 발생과 시간적으로 가장 가까운 사건이, 그 질환의 원인처럼 느껴집니다. 하지만 실제 그렇지 않은 경우가 더 많지요.

어느 날 아침 눈을 떴는데 어깨가 움직이지 않는다면요? 온몸이 부었다면요? 이것은 하나의 원인을 찾기가 어려울지도 모릅니다. 그러니 꼭 부탁드립니다. 이 질환에 대해 탓할 거리를 찾지 말라고 말이지요.

내 몸을 물려준 부모를 탓할 수 없습니다. 그렇다고 내가 이렇게 '잘

● 50부터는 알아서 척척, 건강해지는 착한 몸은 없다

못 살았구나'라며 자책할 필요도 없습니다. 그리고 어제 먹은 음식, 또는 그전에 먹은 약, 그전에 만난 의사를 탓하지도 않았으면 좋겠습니다.

원인을 찾는 건, 건강을 회복하여 다시 아프지 않기 위해서 노력하겠다는 의지일 수도 있습니다. 하지만 단지 그 하나의 원인을 찾아서 해결하려고 하는 방식에서, 가장 중요한 걸 놓칠 수도 있거든요.

비난의 대상에게 책임을 떠넘기고, 지금까지의 나쁜 습관으로 계속 생활할 수 있으니까요. 과거에 대해서 후회하느라 현재를 그냥 보내는 경우도 많이 봤습니다. 그래서 '탓'하는 것을 저는 긍정적으로 생각하지 않습니다. 원인을 찾는 것 또한 긍정적으로 보이지는 않죠.

당신에게 질환이 생겼다면, 당신이 아프다면 "그래서, 이제 어떻게 하면 될까요?"라고 마음먹고 지금부터 노력했으면 좋겠습니다.

현재에 더 집중해주세요. 그리고 과거에 무엇을 했든, 그것을 온전히 받아들일 준비를 하세요. 그리고 지금을 바꿔 주세요. 저는 그게 질환을 맞이해야 할 자세라고 생각합니다.

질환은 벌이 아닙니다. 당신이나 누군가 잘못해서 주어진 게 아닙니다. 질환이 생겼다면 이제 어떻게 건강을 되찾아야 하느냐가 가장 중요합니다. 뭐니 뭐니 해도 지금 이 시간이 가장 중요하니까요. 그러니 꼭 다짐해주세요.

"나의 잘못이 아니다. 그렇지만 나를 돌봐줄 수 있는 건 나뿐이다.

그러니 지금부터 무엇을 해야 하는지 알아보자."

　질환과 첫 조우 후에 우리가 할 일은 인터넷 검색도 주변인과의 대화가 아니라 병원을 찾는 것입니다. 그리고 정확한 병명과 원인에 대해서 전문가의 말을 들으세요. 첫 번째가 치료입니다. 그리고 난 후에 내 몸을 돌보기 위한 길을 가는 거죠.

　운동도 식습관도 생활 습관도 모두 나에게 맞게끔 하기 위해선 첫발은 전문가와 함께했으면 합니다. 그래야 다치지 않고 잘못된 정보로 혼란스럽지 않거든요. 당신의 질환은 당신의 탓이 아닙니다. 그러니 절대 주눅 들지 마세요.

✚ 모든 병에는 스토리가 있다

> ✚ 가장 많이 하는 행동, 자세, 식습관 등으로 건강이 좌우된다.
> 건강한 습관으로, 건강한 몸의 패턴을 만들자.

체질을 따지지 않더라도 사람은 너무나 다양합니다. 체형, 얼굴, 행동이 모두 다르죠. 다양한 사람만큼 병도 다양합니다. 그런데 한 개인에게서 나타나는 질환은 어느 정도 개연성이 있다는 생각이 듭니다. 과거와 현재 먹는 음식이 비슷하고, 생활 패턴이 유사하다는 점에서 특히 그렇습니다. 그리고 유전되는 질환이면 부모와 같은 문제가 있을 겁니다.

나라는 사람의 특성도 질환을 좌우하는 중요 요소가 되지요. 예를 들면 어떤 사람이 매번 소화기 질환으로 고생하다가, 갑자기 다음날은 어깨가 아파서 오는 경우는 별로 없습니다. 소화가 안 되는 사람은 소화기 질환으로 다음에도 고생하게 될 확률이 높죠.

질환은 대부분 연관성을 가지고 있습니다. 그런 점은 의사가 아니더라도 환자분들이 몸으로 느끼죠. 자주 아파본 사람일수록 그 질환이 갑자기 생겼다기보다는 어떤 인과관계가 있다는 걸 압니다.

질환에는 스토리가 있습니다. 갑자기 교통사고를 당해서 아프게 되더라도, 교통사고라는 원인이 있습니다. 물론 생활 습관에 의해서 질환이 생기면 그 원인을 특정하기가 어렵기는 할 테지만요. 그렇지만 중요한 것은 그 패턴을 아는 겁니다.

예를 들어보겠습니다. 오늘 갑자기 아침에 일어났더니 목이 따갑습니다. 그럼 우리는 아침에 일어나서 몸이 좋지 않다는 것을 느끼고, 그에 대해 대응합니다. 원인이 찬바람이었다고 생각되면 몸을 따뜻하게 하겠지요. 옷을 따뜻하게 입고, 마스크를 착용할 수도 있고요. 따뜻한 물 한 잔도 도움이 됩니다. 이런 것들을 하면서 추가적으로 약을 복용할 수 있겠습니다.

이런 대응들은 몸의 불편이 어디서 왔는지 원인을 고려하는 데에, 그 시작이 있습니다. 이 질환의 패턴을 알고 있다는 의미죠. **패턴을 알면 오늘 하루 날씨는 알 수 없어도 봄, 여름, 가을, 겨울이 오는 것은 예측할 수 있는 것과 유사하지요.**

저는 이 과정이 중요하다고 생각합니다. 한 사람의 질환에는 스토리가 있습니다. 그 사람이 생각하는 스토리가 있고, 병이 되는 데 꽤 많

     • 50부터는 알아서 척척, 건강해지는 착한 몸은 없다

은 연쇄작용을 포함하기도 하지요. 그 연관성에 대해서 생각해보면, 내가 아프게 되는 어떤 포인트를 발견할 수 있습니다.

변이 무르고 배탈이 잘 나는 사람은 음식의 변화가 필요합니다. 그런 사람일수록 스트레스나 감정 변화를 자극적인 음식으로 해소하려는 경향을 보이기도 합니다. 또는 직업상의 이유로 목을 많이 쓰는 사람은 목소리가 잘 쉰다거나, 몸을 많이 쓰는 사람은 그 사용에 따른 질환이 생길 수 있겠지요. 근육통이나 관절통으로 말이지요.

하루에 가장 많이 하는 행동, 자세, 식습관 등이 그 사람을 비슷한 패턴의 사람으로 만듭니다. 그리고 그 패턴이 건강하다면 질환에 걸릴 가능성이 줄겠지만, 그렇지 않다면 그 습관들을 바꿔 줄 필요가 있습니다. **습관을 바꾸기 위해서 내 삶을 기록하고, 그 기록을 바탕으로 그 패턴을 파악합시다. 그다음은 아주 작은 부분의 변화를 조금씩 만들어주는 거죠.**

오래 앉아서 일하는 사람이라면 단 10분이라도 스트레칭을 해주는 습관을 들이세요. 너무 많이 근육을 사용해서 아픈 사람이라면, 적어도 시간당 10분 정도는 쉬어야 합니다. 그리고 쉴 때도 스트레칭으로 과사용된 부분을 자가 치유할 수 있도록 돕는 겁니다. 그리고 과사용되는 부분을 보조할 수 있는 테이핑, 보호대 등을 사용하여 그 손상을 줄일 수 있도록 하는 게 좋습니다.

간단하지만 도움이 되는 행동을 하루 중에 넣어 주는 게 중요합니다. 내가 매일 같은 곳을 걸어간다면, 그곳이 길이 됩니다. 내 삶이 향하고 싶은 방향으로 길을 내는 건, 지금 당장의 작은 발걸음 하나겠지요. 그러니 작은 방향 전환을 시도해보면 좋을 것 같습니다.

저의 경우라면 이런 것들을 실천하려고 노력합니다.

- 거울 보며 나에게 꼭 미소 지어라.

- 하루 3번은 꼭 감사하라.

- 양 발에 힘을 주어서 서고, 양 엉덩이에 힘을 주어서 앉아라.

- 몸의 균형을 잃지 마라. 똥꼬에 살짝 힘을 주자.

- 어깨에 힘을 풀자.

- 온 마음을 실어서 이 순간을 살자.

- 내 온몸을 이용해서 숨을 쉬자.

- 매일 일기를 쓰자.

- 매일 운동을 하자.

- 다른 사람의 행동이 그 사람의 최선임을 알아주자.

내 스토리의 주인공은 나이기에, 나 외에는 이걸 바꿀 수 없거든요. 병의 스토리를 건강 스토리로 바꿔 가기를 바랍니다.

✚ 나라는 역사서

✚ 나를 알기 위해서 나를 기록하자.
나라는 역사서는 내가 어디로 향하고 있는지
말해줄 수 있는 유일한 기록이다.

저에게는 초등학교 때 썼던 일기 일부와 고등학교 때부터 지금까지 썼던 일기, 다이어리를 가지고 있습니다. 가끔 들여다보곤 하는데 정말 그때는 하루하루 재밌게 살았고, 이런 생각도 했구나 싶더군요. 이게 유일한 나의 역사서라는 생각이 들었습니다.

제가 고등학교 시절 핸드폰이 출시되었는데, 핸드폰으로 찍어 두었던 많은 사진은 어디로 갔는지 알 수 없습니다. 컴퓨터도 그렇고요제 덜 렁대는 성격이 한몫을 한 것 같습니다. 그렇지만 일기는 계속 제 옆에 남아 있습니다. 어떤 하루를 보냈는지도 알게 되고, 그때의 나를 새삼 만나게 되기도 해서 다시 읽는 재미가 쏠쏠합니다.

그런데 이런저런 추억 여행 속에서 느낀 건 제가 참 많이도 변했다는 사실입니다. 정확히는 변했다기보다는 '나에 대해서 조금은 알겠다' 싶은 마음이 들었습니다.

예전에는 왜 그렇게 감정적으로 굴었는지, 왜 이런 감정이 불쑥 올라왔는지, 지금 느끼는 감정을 어떻게 이름 붙일 건지를 몰랐습니다. 지금에 와서 그 이유를 알게 되니, 나를 조금은 이해할 수 있겠다 싶습니다. 왜 이렇게 피곤한지, 어떻게 해야 덜 피곤한지도 조금은 감이 왔죠. 그때 몰랐던 걸 지금은 알고 있다는 사실이 다행이다 싶습니다.

나이를 먹는다는 것은 나를 알아 온 시간이 많아진다는 의미입니다. 그래서 삶이 조금은 쉬워지는 느낌이 듭니다. 솔직히 익숙해진 것이죠. 행동과 생각이 익숙해지니, 내가 왜 이러는 건지 고민하는 시간이 줄었죠.

그러다 보니 어떤 결정과 행동을 하든, 그 행동 자체에 대해서 고민하기보다는 그다음 행동을 생각할 여유도 갖게 되었습니다. 상황에 따른 나에 대한 데이터가 쌓인 겁니다. 그 전의 경험으로 인해, 미리 대비해서 행동을 정할 수 있는 것이죠.

하지만, 그것이 아쉬움이 되기도 합니다. 하루가 짧게 느껴지는 게 더 이상 새롭게 느끼고, 집중할 게 없기 때문이라고도 하잖아요. 우리가 삶에 익숙해지는 대신 얻게 되는 아쉬움이지요.

그러나 많은 경험이 쌓여도 가끔 낯선 나를 만나곤 합니다. 여행을 떠났을 때 그런 일들을 많이 겪게 되지요. 새로운 공간, 나와 너무 다른 사람들, 다른 문화에 있으면 마치 내가 시간 여행자가 된 기분이 들기도 합니다. 그때 나는 무척이나 낯설죠. 그 낯섦에 또 다른 삶의 활력을 느낍니다.

기록은 여러 가지로 할 수 있습니다. 가장 간단하게 우리가 할 수 있는 건 사진과 글입니다. 특히 저는 글을 추천합니다. 글은 자기를 객관적으로 볼 수 있도록 도와주거든요. 오늘 있었던 일을 간단히 적는 것으로 시작합시다. 오늘 새롭게 겪었던 일, 그에 따른 내 기분, 또는 먹은 음식, 함께 먹은 사람에 대해서도 적을 수 있습니다. 이건 사람마다 어디에 초점을 맞추는가에 따라서 다르게 적을 수 있겠지요?

저는 우선 감정에 대해서 적어보길 추천해드립니다. 그 상황에서 나는 어떤 감정_{특히 부정적인 감정}을 갖게 되는지 말이지요. 그다음에는 건강에 대해서 체크할 수 있는 부분을 함께 적어 두길 바랍니다. 예를 들면 대변 상태, 소변 횟수나 상태, 먹은 음식에 대해서도 적어보면 좋을 거 같습니다.

그리고 에너지 정도를 아침, 오전, 오후, 저녁 등 시간에 따라서 적는 것도 도움이 됩니다. 날씨도 적어 두면 좋겠지요. 이렇게 많은 걸 적으라니, 부담도 느끼겠지만 이게 나의 건강에 대한 지표가 되어 줄 겁니다. 그 부분을 계속 체크할 수 있게 되니까요.

만약 다이어트를 계획했다면 '운동을 하고 지금보다 식사량을 줄여야지'라고 머릿속으로만 생각하지 말고 기록하고 선포해야 합니다. 주변 여기저기에 내가 다이어트한다는 사실을 알리고, 그날그날 자신이 먹었던 음식과 운동량을 기록해야 하지요.

힘들고 포기하고 싶을 때는, 다이어트를 해야 하는 이유와 그것이 성공했을 때 돌아올 성취감에 대해서도 써보세요. 작심삼일의 유효기간이 1~2개월 더 늘어날 겁니다.

어떤 일을 하건 기록하는 습관은 그 일의 성공 가능성을 높여 줍니다. 건강도 마찬가지입니다. 그러니 우선은 기록하세요. 무엇이 되었든 좋습니다. 좋아하는 일들만 기록해도 좋습니다. 사진으로 남겨도 좋습니다. 나라는 역사서는 나밖에 쓸 수 없거든요.

그리고 그 역사서는 내가 어디로 향하고 있는지 말해줄 수 있는 유일한 기록이 될 겁니다. 당장, 오늘 시작해볼까요?

✚ 내 몸 성적표

✚ 생리는 몸 상태를 나타내는 한 달 성적표다.
여성으로서 당신의 한 달은
당신의 오늘 오늘이 쌓인 결과물이다.

한의원에는 남성보다 여성이 더 많이 내원합니다. 비율로 보면 대략 70~80%는 차지하지요. 그러다 보니 여성분들에게는 꼭 물어보는 게 있지요. 바로 생리입니다. 생리는 여자에겐 몸 상태를 나타내는 한 달 성적표거든요. 거기다 생리가 있느냐, 없느냐의 차이는 성娃이 그 사람의 건강에 영향을 끼치는가, 끼치지 않는가를 생각해볼 때도 중요한 부분입니다.

생리통으로 내원하신 환자분이 있었습니다. 한 달에 최소 10일은 너무 힘들다고 했지요. 생리 기간도 길고, 그 앞뒤 며칠까지 통증을 동반했습니다. 기분 변화, 식욕 증가 등은 말할 필요도 없었죠. 덕분에

한 달의 $\frac{1}{3}$ 은 생리로 힘겨워했습니다. 심지어 통증을 줄이기 위해서 진통제를 하루 5알씩 복용하는 날도 있었죠.

통증이 심했지만 다른 이상이 없었습니다. 그러니 생리는 당연히 생리통과 함께였습니다. 너무 힘들 때는 "자궁이 없었으면 좋겠어요."라고 이야기할 정도였습니다. 얼마나 힘들면 저런 말까지 하나 싶어 마음이 너무 아팠습니다.

여성인 저도 한 달 성적표를 받고 있습니다. 생리통이 얼마나 괴로운 일인지 알고 있지요. 하지만 생리통이 자궁만 사라진다고 해결되는 일은 아닙니다.

여성의 몸은 주기에 맞춰 변화가 있습니다. 그리고 그 변화는 생리와 관련이 있지요. 생리는 단지 자궁에서 혈이 쏟아져 내린 게 아닙니다. 몸이 성﹡적으로 일할 수 있는 상태라는 것을 알려 줍니다. 임신을 위해서 자궁 안에 영양분을 가득 준비했지만, 임신이 일어나지 않을 때 나타나는 것이 생리입니다.

생리 기간은 몸 입장에선 급격한 변화가 나타나는 시기입니다. 그래서 생리 때의 혈색, 주기, 생리 양, 대하﹡﹡를 통해서 내 몸 상태를 알 수 있습니다.

생리 혈색이 너무 짙다면? 또는 너무 연하다면? 통증을 포함한다면? 그 혈의 색과 통증이 관련되어 있다는 것이겠지요? 그리고 생리 주기가 왔다갔다한다면 그것도 문제가 됩니다. 그리고 대하﹡﹡의 양과 색에도 이상이 있는지 체크해봐야 합니다. 이런 것들을 진단하기 위해서는 먼저 건강한 상태의 생리 현상을 알아야 하지요.

우선 혈색은 붉은색에 덩어리가 없어야 합니다. 그렇지만 우리가 일반적으로 다쳐서 흘리는 혈색보다는 조금 짙습니다. 생리는 대략 28~30일 정도의 주기를 가집니다. 그래서 한 달에 한 번씩 생리를 한다고 생각하지요. 하지만 주기가 이보다 길거나 짧을 수도 있습니다. 21~45일까지도 나타나죠. 생리 기간은 2~7일 정도지만 물론 더 긴 경우도 있습니다.

생리량은 대략 요구르트병 1개 정도30㎖의 양이라고 하는데, 개인마다 차이가 있어 본인이 예측하는 양이 있습니다. 질환이 없다면 그 양을 정상량으로 잡고, 가장 건강했던 때를 떠올려보면 좋을 것 같습니다. 주기도, 양도, 기간도 모두 갑작스럽게 변화한다면 좋은 신호는 아닙니다.

대하는 여성 질의 분비물을 이야기합니다. 여기에는 색이 없고 하얀 것이 좋습니다. 대체로 배란일이나 생리 때가 되면 대하의 양이 증가하는 편입니다. 하지만 팬티라이너 정도지 생리대를 써야 할 정도는 아닙니다.

그렇지만 끈적하거나 노랗거나 해서는 안 됩니다. 끈적하거나 노랗다면 감염을 의심해야 합니다. 특히 치즈처럼 하얗고 덩어리지는 것도 질염의 형태죠. 질염이 여성으로선 감기와 유사하지만 감기든, 질염이든 자주 온다면 면역이 떨어져 있다는 걸 의미하니 건강에 유의해야겠지요.

여성으로 산다는 건 꽤 힘든 일입니다. 여성은 생리, 임신, 출산을 할 수 있음을 의미합니다. 이는 자궁과 난소, 그리고 이에 반응하는 호르몬에 의해서 조절됩니다.

여성의 몸 전체는 성호르몬의 영향을 받습니다. 그리고 그 호르몬은 난소에서 나옵니다. 그러면 몸은 여성으로서의 특징들_{곡선형 몸매, 목소리 변화, 생리 등}을 가지게 되고, 그 특징들을 유지하게 됩니다. 대략 30~40년간 매달 일어나는 일입니다. 호르몬은 주기를 가지고 움직이고, 그에 맞춰서 여성으로 살게 되지요. 그리고 그것을 생리로 알 수 있습니다.

월경의 시작 즈음에 사춘기가 오듯 폐경에 가까워지면 갱년기라는 새로운 기간을 맞이하게 됩니다. 그때 여성은 몸이 여성성을 잃어 간다는 것을 느끼게 되지요.

온몸이 아우성칩니다. 생리가 줄게 되고 몸의 온도가 제멋대로입니다. 내 마음이 내 것이 아닌 양 우울했다, 기뻤다, 울었다, 웃었다를 반복합니다. 짜증이 너무 나서 어찌할 바를 모르다가도 또 금세 괜찮아집니다. 그리고 어제까지 너무 많이 자서 문제였는데, 오늘은 잠들 수 없어서 힘듭니다.

몸의 한 달 주기가 사라지는 과정은 인생의 큰 주기 변화와 함께 맞이하게 됩니다. 처음 생물학적 성 역할을 얻었던 때, 급격한 몸의 변화를 경험하게 됩니다. 그리곤 사춘기라는 특징으로 나타나게 되지요. 성격과 몸의 변화 등이 나를 낯설게 합니다.

마찬가지로 생물학적 성 역할을 잃어 가는 갱년기에도 다시 큰 변화가 나타나지요. 그리고 사춘기가 그러했던 것처럼 이 또한 잘 지나가는 것이 능사입니다.

생리는 몸이 나의 성 역할을 알려 주는 지표입니다. 그리고 건강에 대해서 알려 주는 지표가 됩니다. 그러니 우선 당신의 생리에서 이상을 찾았다면, 그에 대해서 해결할 방법들을 함께 찾아봅시다.

무엇보다 우선 건강해야 합니다. 여성이든 남성이든 몸 전체의 건강이 가장 중요하니까요. 이후에 성 역할에 대해서 고민해야 합니다. 그러므로 음식을 조절하세요. 당신의 하루를 힘들게 하는 음식들은 당신의 한 달도 힘들게 합니다. 그러니 날 불편하게 하는 음식을 줄여 주세요. 그리고 당신의 하루 에너지가 줄어든다면 당연히 한 달의 에너지도 줄어들 겁니다. 잠을 체크해주세요. 그게 당신의 에너지 양도 늘어날 수 있도록 할 겁니다.

그 이후에 생리혈 색이 짙고, 혈에 덩어리가 있고, 통증이 심하다면 골반통과 요통을 줄이는 쪽으로 노력해야 합니다. 생리통의 원인에는 다양한 이유가 있지만, 가장 흔히 알려진 것은 자궁 내막에서 생성된 프로스타글란딘이 자궁 수축을 유도하기 위해서 분비되기 때문입니다. 프로스타글란딘은 전신에서 염증을 발생시키는 것으로 알려져 있

골반 불균형 자가 진단

- 스커트를 입으면 옆으로 돌아간다.

- 엉덩이의 좌우 높이가 다르다.

- 자고 일어나면 다리가 붓는다.

- 다리에 힘을 빼고 누웠을 때 양쪽 발끝의 각도가 다르다.

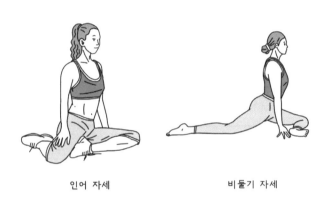

인어 자세   비둘기 자세

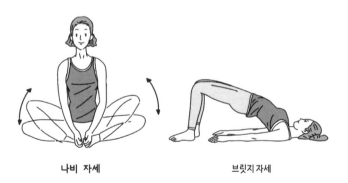

나비 자세   브릿지 자세

● 50부터는 알아서 척척, 건강해지는 착한 몸은 없다

지요.

그럼 역으로 생각하면 프로스타글란딘은 자궁 수축을 해서 생리혈을 내보내려고 하는데, 그게 잘 안 되기 때문이겠지요? 그럼 생리혈이 잘 나갈 수 있는 상황을 만들어주면 도움이 될 겁니다.

따라서 골반 주변의 혈액 순환량을 늘리는 게 도움이 되겠지요? 골반 스트레칭을 해줄 겁니다. 요가 자세로는 인어 자세, 비둘기 자세, 나비 자세 등이 있습니다. 특히 요통이 심한 경우에는 브릿지 자세가 도움이 됩니다.

추가적으로 복부를 따뜻하게 하는 것도 도움이 됩니다. 모든 통증은 염증과 관련이 있을 테니, 몸에서 염증을 유발할 수 있는 음식을 줄이는 것도 좋습니다. 그래서 자극적인 음식, 단 음식은 제외해주세요. 만약에 생리 때 몸이 많이 차갑고, 생리혈 양이 많지 않고, 어지러움이 있다면, 몸을 따뜻하게 하면서 쉴 수 있도록 해주세요.

너무 많이 아플 때는 진통제를 복용하세요. 괜히 아픔을 꾹꾹 참는 것보다 진통제를 사용하는 게 낫거든요. 저도 생리통으로 많은 고생을 했었고 그 때문에 진통제도 수없이 먹었습니다. 그럴 때마다 괜한 불안감으로 마음고생도 함께했었던 기억이 있습니다. 괜히 진통제를 먹는 게 불편하게 느껴졌거든요. 하지만 진통제는 몸에 나쁘지 않습니다. 필요할 때 잘 이용하는 게 약의 목적이니까요. 목적에 맞게 사용해주세요.

당귀, 계피, 작약 등이 부인과 질환에 많이 사용되는 약재고, 차로도 익숙하게 만날 수 있습니다. 차로 마신다면 계피나 당귀차를 추천해 드립니다. 그리고 생리 색이 연한 분들은 인삼이나 황기로 된 차를 마시는 것도 좋고요. 한약으로는 당귀작약산, 계지복령환 등을 생리통에 많이 사용합니다. 한의원마다 다르겠지만 여러분에게 도움이 된다면 좋겠네요.

당신의 한 달은 당신의 오늘 오늘이 쌓인 결과물입니다. 오늘 성적표와 한 달 성적표는 다르지 않습니다. 그러니 지금, 오늘의 당신이 건강할 수 있다면 좋겠네요. 당신의 한 달을 기원합니다. 멋진 여성이 되어 주세요.

✚ 내 몸 체크리스트

✚ 통증은 몸이 나에게 보내는 신호다.
몸의 아픈 곳을 알아야, 제대로 몸을 돌봐줄 수 있다.

우리의 목적지는 건강입니다. 그러니 우선 지금 내 몸 어디가 건강하지 않은지를 알아야 합니다. 그다음 스스로 치료할 수 있는 범위인지, 의약품이나 전문가의 도움이 필요한 영역인지를 파악해야 합니다.

우선 아픈 부분을 모두 찾아봅시다. 그리고 약을 먹어야 할 정도라면 의사를 찾아가길 권유드립니다. 모든 질환을 내 손으로 해결하겠다는 생각은 위험합니다. 어떤 것이 문제인지 정확한 원인과 치료 방법을 알아야 하지요.

인터넷에 많은 정보가 있지만 치료를 받을지, 받지 않을지는 병원을 꼭 방문한 후에 결정하기를 바랍니다. 그후 나를 관리할 수 있는 영역

으로 들어오면, 그때부터는 나를 관리하는 겁니다.

우선 병원에서 자주 하는 질문들로, 몸의 질환을 살펴보겠습니다.

| 머리 - 두통이 자주 있어요, 진통제를 자주 먹어요 |

자주 두통이 있다면 어깨나 목이 뭉쳐 있지 않은지, 소화가 불편하지 않은지를 먼저 체크해야 합니다.

우선 어깨부터 볼게요. 어깨가 안 뭉쳐 있는 사람이 어디 있겠냐고 하겠지만, 두통을 일으키는 근육은 따로 있습니다. 우선 한쪽 머리 옆쪽이 아프다는 느낌이 들고 눈이 뻐근하다면, 목이나 어깨의 근육 뭉침을 고민해봐야 합니다. 특히 목 옆쪽과 머리 옆쪽 근육, 턱 주변 근육들을 체크하세요.

그리고 그 부분들을 지압해서 시원해진다면, 이 근육들의 문제일 수 있습니다. 매일 반복된다면 치료를 권해드립니다. 가끔 오는 통증이라면 이 근육들을 풀어 주세요. 가벼운 목 스트레칭을 해주고 턱관절과 어깨 근육을 함께 풀어줄 수 있는 운동을 해주세요.

소화가 안 될 경우 식사 후 30분~2시간 안에 두통이 발생하고, 소화가 되기 시작하면 조금씩 두통이 가라앉는 특징이 있습니다. 딱히 어디가 아프다고 얘기하기보다는 머리가 그냥 무겁다는 느낌이 들고, 멀미하듯 속이 울렁거린다고 표현하기도 합니다.

속쓰림의 증상으로도 두통이 발생하기도 합니다. 이 경우 평소에 과식하지 않고 자극적인 음식을 줄이는 습관을 들이는 게 중요합니다. 특히 대변이 불편해서 고생하는 경우라면 더욱 조심해주세요.

갑자기 속이 불편하고 답답하다면 두 번째 손가락 끝_{상양혈}**을 지압하는 것을 추천합니다. 추가로 합곡혈을 엄지손가락 끝으로 누르면 소화가 잘 된다는 것은 많이들 알고 계시죠.**

이 두 혈자리가 소화불량으로 인한 두통을 해결하는 데 도움을 줄 겁니다. 두통이 너무 자주 반복된다거나, 스스로 자신을 관리할 수 있는 영역을 벗어났다면 병원을 꼭 방문해주세요. 특히 머리가 깨질 듯한 통증이 오거나, 감각 이상을 동반한 두통의 경우는 내원해 정확한 진단과 치료를 받아야 합니다.

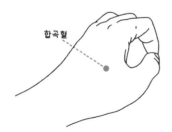

합곡혈

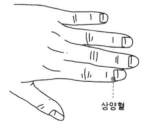

상양혈

| 머리 - 어지러워요 |

어지러움도 두통과 비슷한 기전을 가지고 있습니다. 어깨나 목이 뭉쳐 있지 않은지, 소화가 불편하지 않은지를 먼저 체크해야 합니다. 그리고 어지러울 때 첫 번째 대응은 가만히 있기입니다. 넘어지는 게 가장 위험하거든요.

아무런 이유 없이 갑자기 어지러울 수 있습니다. 단순 소화불량이나 어깨 뭉침이 어지러움을 만들어낼 수도 있거든요. **어지러움을 느꼈다면 그 순간 움직임을 정지하거나, 조심히 자리에 앉거나 누워야 합니다.** 그다음에 천천히 움직이는 겁니다.

원인이 소화나 어깨 결림이라면 두통에서 얘기했던 것과 같습니다. 그 두 가지가 아니라 반복적으로 어지럽고, 귀에서 소리가 있거나 세상이 뱅글뱅글 돈다면 귀의 문제일 수 있어요. 자주 반복되는 어지러움이라면 내과나 이비인후과를 꼭 방문해야 합니다. 이석증과 매니에르처럼 귀와 관련된 질환도 특별한 이유 없이 어지러운 경우가 많습니다. 자주 반복되기도 하고요.

일어설 때마다 어지럽다면 기립성 저혈압이나 빈혈의 문제일 수 있습니다. 기립성 저혈압은 일시적으로 뇌에 혈액 공급이 이뤄지지 않아 현기증을 느끼는 겁니다. 빈혈은 혈액 속에 헤모글로빈이 부족해 일어나는 현상으로, 보통 숨이 차는 증상을 동반하기 때문에 다른 질병과 증상으로 구분해야 합니다.

| 목, 어깨, 팔꿈치, 손 - 아파요, 부어요, 시큰거려요, 저려요 |

자세에 문제가 있을 가능성이 큽니다. 또는 과사용하고 있을 수도 있겠네요. 몸 전체는 스트레칭으로 최대한 늘리기를 하면 좋습니다. 스트레칭할 때 천천히, 그리고 당겨서 힘든 부분이 있으면 그곳을 더 많이 해주세요. 그런 다음 근력을 키울 수 있는 운동을 할 거예요. 아령을 들어도 좋고, 팔굽혀펴기도 좋습니다.

손가락부터 하나하나 늘릴게요. 관절은 마디마디 늘리는 게 가장 좋거든요. 아픈 마디가 있다면 관절을 잡고 천천히 늘리세요. 최대한 구부렸다 폈다 해주고, 관절을 잡고 하나씩 늘리세요.

손목은 돌아가니까, 천천히 소리 나지 않게 최대한 크게 돌려 주세요. 그리고 손바닥이 앞으로 보게끔 팔을 쭉 당겨 주고, 손등이 앞으로 보게끔 해서 당겨 주면, 팔꿈치 주변이 단단해지면서 시원해지는 느낌이 듭니다.

어깨는 돌아가는 관절이니 천천히 소리 나지 않게 최대한 크게 돌려 주세요. 잘 안 된다면 그 부분 운동을 해주는 게 좋겠지요. 대부분은 팔이 뒤로 가지 않는 걸 많이 힘들어합니다. 그때 할 수 있는 운동은 팔을 90도로 접어서 팔꿈치를 옆구리에 딱 붙이고, 손바닥을 최대한 밖으로 돌리는 겁니다. 이게 가능하면 팔이 뒤로 가기 어렵지 않거든요.

처음에는 맨손으로 해보고 그후에는 아령을 들고 하거나, 세라밴드고무줄, 스타킹 등를 문에 묶어서 조금 더 무겁게 당기면 효과가 더 좋아집니다.

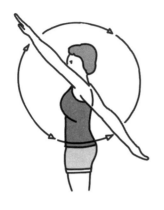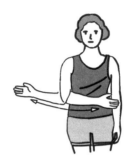

목은 척추의 한 부분이니 척추 전체를 운동해주고 자세를 잡아 주는 게 중요합니다. 척추가 길어지게 쭉 늘리는 거죠. 스트레칭으로 할 땐 최대한 앞뒤로 쭉 늘어날 수 있게 해주세요.

자세를 잡을 때는 꼭 똥꼬에 힘주기로 복부를 꽉 잡고, 척추가 길어지는 느낌으로 목과 어깨가 멀어지게 해주세요. 그럼 복부, 등에 힘이 들어가면서 척추가 엉덩이부터 머리까지 쌓여 가는 느낌이 듭니다. 키가 커지는 느낌이지요.

머리 꼭대기에 있는 혈자리가 백회百會입니다. 100가지 기운이 모인다는 뜻이지요. 머리 꼭대기를 최대한 위로 보내서 하늘에 닿을 듯한 느낌으로 뽑아내세요. 안테나가 높아야, 송수신이 원활할 수 있다는 생각으로 말이지요. 그래야 척추들이 쭉 늘어나면서 중심에서 나간 신경이 말초까지 원활하게 갈 수 있습니다.

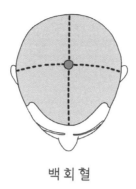

백 회 혈

 쭉 척추를 뽑았다면 이제는 목을 천천히 돌립니다. 목도 회전이 가능하니까요. 그렇지만 천천히 돌려야 합니다. 누구도 정렬이 아주 바른 사람은 없습니다. 그러니 좁아진 곳에서 소리가 날 가능성이 있지요. 목을 돌리다 보면 공간을 좁아진 곳을 더 자극할 수도 있습니다. 그러니 조심히, 최대한 천천히 돌리세요.

 스트레칭을 끝냈다면 이제는 근력 운동 차례입니다. 가장 간단한 근력 운동은 팔굽혀펴기입니다. 전신 운동이기도 하고 팔과 상체를 모두 사용할 수 있는 운동이지요. 근육 운동에서 가장 중요한 건 자세입니다. 어떤 자세이냐에 따라서 어떤 근육을 자극할 수 있는지 알 수 있지요.

 팔굽혀펴기를 쉽게 할 수 있습니다. 바로 서서 하는 팔굽혀펴기입니다. 양쪽 발에 똑같이 힘을 준 채로 똑바로 섭니다. 그리고 똥꼬에 힘을 줍니다. 척추를 최대한 길게 뻗습니다. 뻣뻣한 막대기마냥 벽을 잡고 팔굽혀펴기를 하는 것이지요. 팔의 높이는 가슴높이를 유지해 어깨가 올라가지 않게 해야 합니다.

처음에는 30회 정도를 권합니다. 그러다가 횟수를 점점 늘리고, 손의 위치도 더 바닥으로 이동할 수 있습니다. 처음엔 벽, 다음엔 책상, 그다음은 침대, 그러다 바닥으로 말이지요.

| 등 - 결려요 |

등이 결린다는 것은 상체의 전체 문제로 봐야 합니다. 그리고 등 척추가 커브를 잘 이루지 못한 경우가 많지요. 척추가 S자라고 이야기하지요. 목은 앞으로 커브가 있어서 뒤쪽이 오목한 C이고, 등은 앞쪽이 오목한 거꾸로 Ɔ입니다.

문제는 우리가 편하다고 느끼는 자세들이 이 C를 망가뜨린다는 거죠. 등의 경우 뒤로 기대거나 가슴 앞쪽이 좁아지도록 쓰는 게 보통이지요. 그래서는 안 됩니다. 거꾸로 가슴을 펴주고 척추를 세워 주는 쪽으로 써주는 게 좋습니다. 평소에 척추 스트레칭을 해주면 좋겠네요. 척추는 길게 늘리는 게 좋죠. 우선 쭉쭉이!

지금 당장 등이 결리는데 병원을 갈 상황이 아니라면, 우리가 할 수 있는 일은 스트레칭과 지압입니다. 등을 최대로 말고 최대로 뒤로 보내는 일을 잘 하지 않습니다. 그래서 자세는 〈버팀, 목 부러져요〉 꼭지

•   50부터는 알아서 척척, 건강해지는 착한 몸은 없다

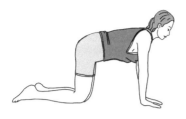 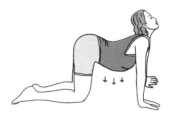

기어가는 자세를 취합니다. 바닥에 닿는
손과 무릎이 몸과 직선을 유지해야 합니다.
복부에 힘주는 것 잊지 마세요.

숨을 들이쉬며 고개를 들어 하늘을 봅니다.
허리는 아래로 동시에 꼬리뼈는 위로 올리세요.

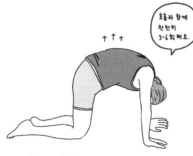 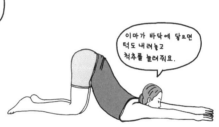

내쉬는 호흡에 고개를 손 사이에 쑤욱 밀어 넣고,
등은 하늘을 향해 위쪽으로 말아 올립니다.
배꼽을 바라본다는 느낌으로 시선을 고정해주세요.

내쉬는 호흡에 양팔을
앞으로 쭈욱 뻗으며 내려놓습니다.
다리는 처음과 같이 고정된 상태입니다.

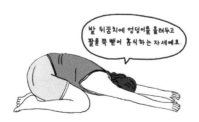

무릎을 접으면서 그대로 상체를 끌어옵니다.
아기 자세로 말이지요.
숨을 들이마시고 내쉬면서 자세를 조정해줍니다.

에서 설명한 사장님 자세가 좋습니다. 그리고 운동은 소·고양이 자세를 해주는 게 좋습니다.

등 척추는 회전을 잘 안 하기도 합니다. 그래서 트위스트나 회전을 가볍게 해주는 것도 좋습니다. 허리를 돌리기보다 가슴 앞쪽이 더 많이 돌아갈 수 있도록 신경써서 해주세요.

그다음은 지압입니다. 공원에서 나무에 등을 치는 사람들을 많이 볼 수 있지요? 등을 두드리는 게 쉽지 않아서 나무를 이용하는 게 아닐까 싶습니다. 등을 두드리는 건 타인에게 맡겨야만 하는 일입니다. 스스로 자기의 등을 토닥토닥하기 힘들지요.

그렇지만 소화가 잘 안 될 때, 사레가 걸렸을 때 등을 두드리기만 해도 효과가 있지요? 등에서 나오는 신경들 중에는 소화, 호흡을 담당하는 신경들이 있거든요. 그래서 경험적으로 알고 있지요. 그러니 누군가가 옆에 있다면 등을 토닥토닥해주는 게 마음의 위로도, 소화도, 호흡도 도와줄 수 있는 일이란 걸 기억해주세요.

혼자일 땐, 스스로 토닥토닥해봅시다. 위치는 딱 날개뼈와 척추뼈 사이입니다. 거기를 땅콩볼 등 동그란 볼로 자극하면 효과가 더 좋을 거 같습니다. 볼을 등과 벽에 대고 움직이는 걸로 시작해볼게요. 조금 익숙해진다면 바닥에 대고 해보는 것도 좋겠네요.

| 허리, 다리, 발 - 아파요, 부어요, 저려요 |

허리는 척추의 마지막이자, 우리가 가장 자주 통증을 호소하는 곳이지요. 허리는 상체의 모든 무게를 감당하고 있습니다. 그래서 몸에서 쉽게 탈이 나기도 하죠.

그렇기에 허리가 좋지 않으면 발에 이상 감각이 나타나고 불편을 호소하게 됩니다. 쉽게 다리가 붓는다거나, 다리에 쥐가 난다고 하면 허리에 이상이 있는 건 아닌지 알아봐야 합니다.

허리를 포함한 모든 척추는 그 간격이 좁아지고 디스크의 손상이 가장 큰 원인이 됩니다. 따라서 허리가 좋지 않다면 운동을 먼저 하기보다 통증을 줄이는 데 주력하는 것이 중요합니다.

이때 가장 중요한 것이 자세입니다. 허리를 바로 세우고 몸의 균형을 잡을 수 있는 자세쉽게 감이 오지 않는다면 앞에서 소개한 <똑바로 서 봐> 꼭지를 참조하세요를 찾는 것이 중요합니다. 그리고 추가적으로 걸을 때도 몸이 한 쪽으로 기울지 않도록 주의하는 것이 필요하지요.

자세를 통해서 몸의 균형을 어느 정도 찾았다면, 이제 운동이 필요합니다. 이때도 가장 중요한 것은 자세입니다. 모든 운동은 정확한 자세를 찾을수록 안전합니다. 거울을 통해서 자신을 확인하면서 자세를 잡아 가기를 권합니다.

허리 운동에 코브라 자세를 추천합니다. 허리에 통증이 없다는 가정하에 복부에 살짝 힘을 주고 하면, 허리가 뒤로 꺾이지 않으면서 복

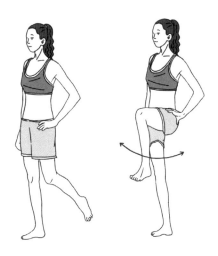

부의 힘도 기를 수 있습니다. 대부분의 사람들은 골반의 균형이 완전히 맞지 않기 때문에 복부에 힘을 조금 주면 골반의 균형에 도움이 됩니다.

바닥을 보고 엎드려서 가슴 옆에 손을 짚어서 팔굽혀펴기 하듯이 밀어내는 자세입니다. 스트레칭으로도 도움이 되고 앞으로 굽어 있는 모든 척추를 뒤로 펴주는 데 도움이 되지요. 이후 복부에 힘을 주고 하게 되면 가슴, 허리, 복부 쪽에 더 자극감을 느낄 수 있고 복부 힘을 키우는 데 좋습니다.

그 이후 허리 운동이라고 하면 다리를 사용하는 것을 추천합니다. 한 발로 서는 자세도 좋고, 우선 어렵다면 다리를 앞뒤로 보내서 서는

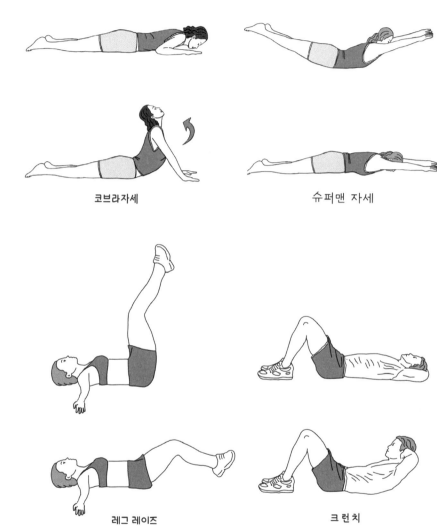

코브라자세

슈퍼맨 자세

레그 레이즈

크런치

자세를 하는 것이 좋습니다. 걷기를 하는 것이 우리가 한 발로 체중을 지탱해야 하는 동작이기에, 양쪽 발 모두 체중을 지탱하는 자세를 취해서 근육을 키우고 몸 전체 균형을 잡는 데도 많은 도움이 됩니다.

다리와 허리의 불편감이 있다면 자주 움직여 주고 바른 자세를 유지할 수 있도록 항상 신경써주세요. 불편이 점점 증가한다면 치료가 운동보다 우선된다는 것도 꼭 기억하기 바랍니다.

| 배 - 속 쓰려요, 더부룩해요 |

복통에는 종류가 많습니다. 위, 소장, 대장 등의 문제일 수 있고 간, 신장, 심장의 문제일 수도 있습니다. 또는 방광이나 자궁 때문에 생기기도 하지요. 이 부분에 대해서 세세하게 이야기할 수 없지만, 복부 부분에 따른 통증 위치를 소개할까 합니다.

소화불량은 생명에 영향을 미치는 중대한 질환은 아니지만, 만성적으로 불편감을 주어 삶의 질을 저하시킵니다. 1개월 이상 지속된다면, 소화제만 드시지 말고 병원을 방문하기 바랍니다. 속쓰림도 식습관을 바꿔 주고 생활 습관을 잡아 주면 2주면 좋아질 겁니다. 그렇지만 그 이상으로 불편하다면, 반드시 전문가에게 치료를 받아야 합니다.

속쓰림이 있을 때 기억해야 할 3가지는 '먹고 눕지 않는다', '매운 음식을 줄인다', '과식하지 않는다'입니다.

속이 쓰리다는 것은 소화기에 상처가 났다는 걸 의미합니다. 소화기가 아프다는 거니까요. 오늘 당장 생긴 통증이라고 해도 언제부터 누적돼서 통증으로 나타났을지는 모를 일이지요. 실제 소화기관은 불편을 빨리 알아차리는 편이 아니니까요. 그래서 통증이 발생했다면 더 조심할 필요가 있습니다.

그중에서 우리에게 잘 알려져 있고 흔한 것이 역류성 식도염입니다. 말 그대로 식도로 위액이 넘어와서 식도에 상처가 났다는 거죠. 위산이 ph2 정도의 강한 산이라는 건 대부분 알고 있습니다. 그 위산이 하는 역할은 몸에 들어오는 모든 것들을 강력하게 소화하는 데 있습니다. 그러니 그걸 버틸 수 있도록 위가 만들어져 있고요.

위에서 나간 음식물은 십이지장을 지나면서, 중간에서 중화 작용을 거쳐서 소장으로 가죠. 그만큼 몸은 산에 대해서 조심하고 있습니다. 몸의 그런 보호 작용에도 불구하고 상처가 나면, 몸은 위산에 의해서 소화가 되지요.

위산이 위에서 식도로 역류하면, 식도가 위산에 노출되면서 매우 고통스러운 속쓰림을 유발합니다. 식도는 입과 위 사이의 긴 관인데 소화액이 분비되는 곳은 아닙니다. 음식이 통과하는 통로의 역할을 담당하지요.

그래서 식도는 위와 같은 세포로 이뤄져 있는 게 아니라, 피부와 같은 세포로 이뤄져 있습니다. 그리고 피부와 유사한 생장 주기를 가지죠. 그 이야기는 식도가 위산에 닿는 것은 피부가 위산에 닿는 것과 비슷하다는 겁니다. 얼마나 따갑고 쓰릴지 상상이 가시나요?

그러나 다행히도 몸은 중간 관문으로 괄약근을 가지고 있어서 위에서 식도로 역류하지 않게끔 위를 꽉 조이고 있습니다. 그런데 우리가 눕는다면 어떻게 될까요? 아무리 조여도 조금씩 흘러 나와 상처가 나기 쉽습니다. 특히 조임근도 나이를 먹습니다. 나이를 먹으면 요실금이 생기는 것과 비슷하지요. 그러니 나이를 먹을수록 더 눕기를 지양해야 합니다.

매운 음식은 음식 자체의 자극성 때문에 상처 회복을 더디게 합니다. 폭식도 그런 면에서 이해가 되지요. 아무리 고무풍선이라도 한계는 있습니다. 과하게 먹다 보면 그 용량을 초과해서 입구까지 음식물이 밀려갈 수 있으니, 그 부분을 제한하자는 거죠.

딱 3가지를 기억하세요. '눕지 않기, 매운 음식 줄이기, 과식하지 않기'입니다. 이 3가지가 소화기 건강을 지키는 데 도움이 될 겁니다.

| 대변이 불편해요 |

대변은 몸의 하루 성적표입니다. 내가 뭘 먹었는지를 나타내죠. 그러니 변이 불편하다면 음식을 바꿔야 합니다. 여기서는 변비가 있는 경우 어떻게 해야 하는지를 중심으로 이야기해볼게요.

변비는 배변 횟수가 주 3회 미만으로 감소, 변의 단단한 정도, 불완전 배변감, 배변할 때 과도한 힘주기, 항문 폐쇄감, 배변을 유도하기 위하여 수지 조작_{손가락으로 항문 주위를 누름 등}이 필요한 경우 등으로 정의할 수 있습니다.

변비도 나이와 관련이 있는 경우가 많습니다. 주로 여성과 60세 이상의 고령층에서 발생하지요. 복용하는 약이 많고, 식사량은 줄고, 운동량이 줄어드는 경우에 더욱더 그렇습니다.

그렇다면 **변비가 왔을 때 우리가 할 수 있는 일은 변비가 생길 수 있는 습관과 정반대로 생활하는 겁니다.** 식사량과 운동량을 늘리는 거죠. 특히 식사는 양도 중요하지만, 종류에 따라서도 영향을 받습니다. 식이섬유를 섭취하는 것은 저렴하면서도 부작용 없이 변비를 해결하는 방법입니다. 야채도 좋고 과일도 좋습니다. 해조류도 도움이 되고요.

우선 양은 늘리되 당은 오르지 않는 것들로 선택하면 더 좋겠네요. 말린 프룬_{말린 자두}이 배변 횟수를 증가시키는 데 도움이 됩니다. 당뇨가 없다면 시도해보면 좋을 것 같습니다.

운동하는 것도 하나의 방법입니다. 규칙적으로 20분씩, 3일 이상 운동한다면 배변에도 도움이 됩니다. 〈나를 살리는 건강 호흡〉 꼭지에서 언급된 호흡법은 복근을 많이 사용하는 방법이므로, 운동과 더불어 함께 해준다면 도움이 될 겁니다.

변비가 있을 때 자주 자극해주면 좋은 혈자리는 '지구혈'입니다. 지구혈은 손등 주름으로부터 손가락 4마디 위에 있습니다. 변이 잘 나

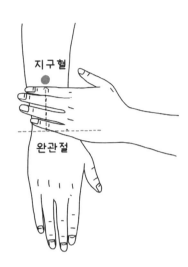

지구혈

완관절

오지 않고 시원하지 않을 때, 엄지손가락으로 지그시 눌러 줍니다. 힘 주어 천천히 눌러 주면서 3초 후에 풀어 주고 다시 누르기를 반복합 니다.

| 생리통이 있어요 |

생리통이 있을 때 가장 쉽게 찾는 건 아무래도 진통제입니다. 그렇 지만 매달 생리통으로 힘겹다면 두려워하지 말고 부인과를 찾아가보 세요. 한방부인과도 좋고 산부인과도 좋습니다. 자궁의 이상 또는 호 르몬의 이상이라면, 그 부분을 치료하는 게 근본적인 치료가 될 테니 까요.

그렇지만 그 상황과 상관없는 단순 생리통인 경우도 있습니다. 질환

● 50부터는 알아서 척척, 건강해지는 착한 몸은 없다

이 없어도 생리통을 경험할 수 있지요. 그렇다면 생리통이 있을 때 할 수 있는 일은 무엇이 있을까요?

우선은 식사를 잘 챙기는 것입니다. 당장 생리통이 심하다면 따뜻한 음식을 챙기고, 복부를 따뜻하게 하는 게 도움이 될 겁니다. 골반 주변을 풀어줄 수 있는 근육 운동도 도움이 됩니다. 대표적으로 나비 자세, 비둘기 자세 등이지요.

추가적으로 삼음교혈을 자극해주면 생리통에 대한 진통 효과가 있습니다. 그럼에도 통증이 계속된다면 진통제를 복용해도 좋습니다. 그리고 스스로에게 꼭 다짐해주세요. 다음 달 성적표를 받기 전까지는 나를 잘 먹이고 잘 재워서, 이런 아픔이 오지 않도록 미리 예방하겠다고 말이지요.

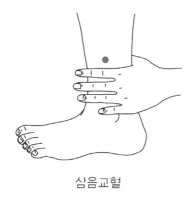

삼음교혈

나비 자세

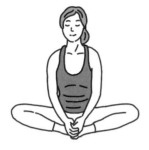

자신의 뒤꿈치를 서로 맞닿게 해서 회음부 가까이 끌어당깁니다. 이때 두 무릎이 바닥에서 뜨면 손바닥으로 무릎을 지그시 누릅니다.

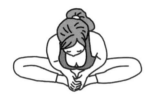

무릎을 너무 무리하게 누르지는 않습니다. 최대한 척추가 펴진 상태를 유지하면 됩니다.
양손을 깍지 껴서 발등을 감싼 다음 호흡을 마시고, 내쉬는 호흡에 상체를 천천히 바닥에 닿게 합니다.

누워서 나비 자세

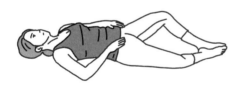

누워서 발바닥을 서로 붙이고
골반이 틀어지지 않게 유지하며
무릎을 지그시 바닥 쪽으로 벌려 줍니다.

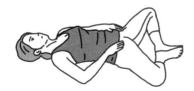

발을 최대한 골반(회음부) 쪽으로 당깁니다.
허리가 너무 바닥에서 뜨지 않도록 합니다.
호흡과 함께 2~3분 유지하면서
통증을 느끼면 다리를 풉니다.

● 50부터는 알아서 척척, 건강해지는 착한 몸은 있다

활 자세

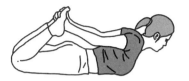

엎드린 자세에서 두 다리는 골반 너비만큼 벌리고
무릎을 구부려 양손으로 발목이나 발등을 잡습니다.

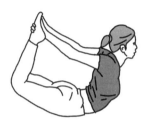

숨을 마시면서 머리와 가슴을 들어올리고,
동시에 발목을 잡아당겨서 무릎과 허벅지를 바닥에서 떨어뜨립니다.
이 상태로 30초를 유지합니다.

나를 기록하기

나를 기록할 때 여러 가지 방법이 있겠지만 기분, 건강, 하고 있는 일에 대해서 기록할 겁니다. 시간 중심으로 기록하는 방법이 아니라, 기분과 에너지 정도에 따라서 기록해볼게요. 나를 알아주는 하루의 잠깐, 시간을 내주세요.

1~2는 미리 기록해두면 대략적인 나의 건강을 파악할 수 있습니다. '이런 반응이 나타나는 것을 보니 내가 어떤 상태'인지를 미리 알아차릴 수 있는 지표가 될 겁니다.

3은 매일 기록하고 일주일에 한 번, 또는 한 달에 한 번 정도 전체를 확인하면서 1~2를 보충해주세요. 어떤 변화가 있었는지도 파악해 간다면 더 좋은 당신을 만날 수 있을 겁니다.

1. 건강할 때 나는 ……

아침에 ＿＿＿시에 일어납니다. 피로도가 전체 10점에서 ＿＿＿ 정도입니다.

대변을 1일＿＿회 봅니다. 대변의 형태는 ＿＿＿입니다.

소변을 1일＿＿회 봅니다.

식사를 1일 ＿＿회 합니다.

식사는 ＿＿＿＿＿시에 합니다.

식사는 주로 ＿＿＿＿＿＿＿＿＿＿＿＿＿＿＿＿＿＿＿＿＿＿＿＿

＿＿＿＿＿＿＿＿＿＿＿＿＿＿＿＿＿＿＿＿＿＿＿＿＿＿＿＿＿＿＿

＿＿＿＿＿＿＿＿＿＿＿＿＿＿＿＿＿＿＿＿＿＿＿＿＿＿＿＿＿＿＿

＿＿＿＿＿＿＿＿＿＿＿＿＿＿＿＿＿＿＿＿＿＿＿＿＿＿＿＿＿＿＿

＿＿＿＿＿＿＿＿＿＿＿＿＿＿＿＿＿＿＿＿＿＿로 합니다.

특히 ＿＿＿＿＿＿＿＿＿＿를 먹으면 몸이 편하다는 느낌을 받습니다.

특히 ＿＿＿＿＿＿＿＿＿＿를 먹으면 몸이 불편하다는 느낌을 받습니다.

식사 후 ＿＿＿＿＿＿＿＿＿＿한 느낌이 듭니다(ex 포만감, 목에 걸리는 느낌, 졸린 느낌, 어지러운 느낌, 기분 좋은 나른함 등).

사람들을 만났을 때 대체로 ＿＿＿＿＿＿＿＿＿＿＿ 한 기분을 많이 느낍니다.

혼자일 때 나는 ＿＿＿＿＿＿＿＿＿＿＿＿＿＿한 기분을 많이 느낍니다.

특히 _____ 사람, 상황, 장소와/에 있을 때 편안하고 내가 소중

하게 느껴집니다.

특히 _____ 사람, 상황, 장소와/에 있을 때 내가 무력하고 중요

하지 않게 느껴집니다.

_____ 할 때 내가 좋습니다.

_____ 할 때 내가 조금 밉습니다.

삶에 대한 집중도가 10점 만점에서 _____ 점 정도 됩니다.

나의 행복도는 10점 만점에서 _____ 점 정도 됩니다.

내가 가장 행복한 시간은 _____ 때 입니다.

내가 가장 힘들었던 시간은 _____ 때 입니다.

나는 _____ 를 하면 컨디션이 좋습니다(예 ; 운동, 명상, 스트

레칭, 숨에 집중하기 등).

_____ 시쯤 되면 피곤하다고 느끼고 잠자리에 들어야 합니다.

침대에 눕고 _____ 정도의 시간이 지나면 잠이 듭니다.

나를 위하는 일은 _____ 입니다.

내가 가장 시간을 많이 쓴 일은 _____ 입니다.

이 일내가 가장 시간을 많이 쓴 일로 나의 피로도는 _____ 증가/감소했습니다.

2. 건강하지 않을 때 나는 ……

아침에 _____시에 일어납니다. 피로도가 전체 10점에서 _____ 정도입니다.

대변을 1일_____회 봅니다. 대변의 형태는 _____입니다.

특히 _____를 먹으면 변이 불편합니다 자주 봅니다. 자주 볼 수 없습니다. 봐도 시원하지 않습니다.

소변을 1일_____회 봅니다.

특히 _____를 먹으면 소변이 불편합니다 자주 봅니다. 자주 볼 수 없습니다. 봐도 시원하지 않습니다.

식사를 1일 _____회 합니다.

식사는 _____시에 합니다.

식사는 주로 _____

_____

_____

_____

_____로 합니다.

특히 _____를 먹으면 몸이 편하다는 느낌을 받습니다.

특히 _____를 먹으면 몸이 불편하다는 느낌을 받습니다.

식사 후 ＿＿＿＿＿＿＿＿＿＿＿＿＿＿한 느낌이 듭니다(ex 포만감, 목에

걸리는 느낌, 졸린 느낌, 어지러운 느낌, 기분 좋은 나른함 등).

사람들을 만났을 때 대체로 ＿＿＿＿＿＿＿＿＿＿ 한 기분을 많이 느

낍니다.

혼자일 때 나는 ＿＿＿＿＿＿＿＿＿＿＿＿＿＿＿한 기분을 많이 느

낍니다.

특히 ＿＿＿＿＿＿사람, 상황, 장소와/에 있을 때 편안하고 내가 소중하게

느껴집니다.

특히 ＿＿＿＿＿＿사람, 상황, 장소와/에 있을 때 내가 무력하고 중요하지

않게 느껴집니다.

＿＿＿＿＿＿＿＿＿＿＿할 때 내가 좋습니다.

＿＿＿＿＿＿＿＿＿＿＿할 때 내가 조금 밉습니다.

삶에 대한 집중도가 10점 만점에서 ＿＿점 정도 됩니다.

나의 행복도는 10점 만점에서 ＿＿점 정도 됩니다.

내가 가장 행복한 시간은 ＿＿＿＿＿＿입니다.

내가 가장 힘들었던 시간은 ＿＿＿＿＿입니다.

＿＿＿＿＿＿＿＿시쯤 되면 피곤하다고 느끼고 잠자리에 들어야 합니다.

침대에 눕고 ＿＿＿＿＿ 정도의 시간이 지나면 잠이 듭니다.

나를 위하는 일은 _____입니다.

내가 가장 시간을 많이 쓴 일은 _____입니다.

이 일로 나의 피로도는 _____증가/감소했습니다.

나의 _____가 불편하면 몸이 안 좋아질 징조입니다.

나는 _____가 자주 불편합니다.

_____만 괜찮아도 내 삶의 질이 높아질 겁니다.

3. ____년 ____월 ____일, 오늘의 나는······

(이 부분은 복사해서 일기처럼 계속 사용하세요.)

아침에 _____시에 일어났습니다. 피로도가 전체 10점에서 _____ 정
도입니다.

대변을 _____회 봤습니다. 대변의 형태는 _____입니다.

변이 불편했다면 _____ 때문인 것 같습니다.

소변을 _____회 봤습니다.

특히 _____를 먹었더니 소변이 불편했습니다.

대변을 1일_____회 봅니다. 대변의 형태는 _____입니다.

특히 _____를 먹으면 변이 불편했

습니다 자주 봅니다. 자주 볼 수 없습니다. 봐도 시원하지 않습니다.

소변을 1일_____회 봅니다.

특히 _____를 먹으면 소변이 불편

했습니다 자주 봅니다. 자주 볼 수 없습니다. 봐도 시원하지 않습니다.

식사를 _____회 했습니다.

식사는 _____시에 했습니다.

식사는_____

_____

_____

_____

_____로 했습니다.

특히 _____를 먹었을 때 몸이 편하다는 느낌을 받았

습니다.

특히 _____를 먹었을 때 몸이 불편하다는 느낌을 받

았습니다.

_____ 아침 식사 후_____한 느낌이 들었습니다.

_____ 점심 식사 후_____한 느낌이 들었습니다.

_____ 저녁 식사 후_____한 느낌이 들었습니다.

음식_____ 먹은 후_____한 느낌이 들었습니다.

음식_____ 먹은 후_____한 느낌이 들었습니다.

사람들을 만났을 때 대체로 _____한 기분을 많이 느

꼈습니다.

혼자일 때 나는 _____한 기분을 많이 느

꼈습니다.

● 50부터는 알아서 척척, 건강해지는 착한 몸은 없다

특히 _____사람, 상황, 장소와/에 있을 때 편안하고 내가 소중하게 느껴졌습니다.

특히 _____사람, 상황, 장소와/에 있을 때 내가 무력하고 중요하지 않게 느껴졌습니다.

_____한 내가 좋았습니다.

_____한 내가 조금 미웠습니다.

삶에 대한 집중도가 10점 만점에서 _____점 정도 됩니다.

나의 행복도는 10점 만점에서 _____점 정도 됩니다.

나를 위해서 한 일은 _____입니다.

내가 가장 시간을 많이 쓴 일은 _____입니다.

이 일(   )로 나의 피로도는 _____증가/감소했습니다.

이 일(   )로 나의 피로도는 _____증가/감소했습니다.

내가 가장 행복했던 시간은 _____때 입니다.

내가 가장 힘들었던 시간은 _____때 입니다.

나는 내 몸을 위해 _____를 했습니다.

(예 ; 운동, 명상, 스트레칭, 숨에 집중하기 등)

_____시에 피곤하다고 느꼈고, _____에 잠자리에 들 예정입니다.

눕고 _____ 정도의 시간이 지나면 잠이 들었습니다.

(다음날 아침에 작성해주세요)

_____가 자주 불편합니다.

_____만 괜찮아도 내 삶의 질이 높아질 겁니다.

이 부분을 해결하기 위해서 나는 _____을 할 예정입니다.

내일은 _____한 내가 되겠습니다.

1, 2, 3을 모두 기록했다면 확인을 해볼께요. 1의 기록은 내가 좋은 날입니다. 2는 내가 아픈 날이지요. 그리고 3의 기록은 나의 현재입니다.

그 기록들을 바탕으로 밑에 질문에 답하면서 미래에 더 건강한 나로 가는 길을 만들어보세요.

- 나의 하루 평균 에너지, 피로도는 얼마인가요?
- 피로도에 가장 많은 영향을 끼치는 것은 어떤 것인가요? 잠? 식사? 나의 감정 상태는 어땠나요?
- 내가 가장 많은 에너지를 쓰고 있는 곳은 어디인가요? 앞으로 내가 그곳에 쓰는 에너지를 더 줄이거나 늘려야 한다면, 어떤 방법으로 할 수 있을까요?
- 나의 식사에서 빠져야 할 음식은 무엇일까요?
- 나의 식사에서 보충해야 할 음식은 무엇일까요?
- 나는 내 몸을 건강하게 하기 위해서 어떤 활동을 했나요?

● 50부터는 알아서 척척, 건강해지는 착한 몸은 없다

- 나에게 가장 의미 있는 일은 무엇이었나요? 의미 있는 일에 더 많은 시간이나 에너지를 쓰려면 어떻게 해야 할까요?
- 가장 힘들었던 일은 무엇이었나요? 그날의 내 에너지 상태는 어땠나요? 앞으로 그런 일이 일어나지 않기 위해서 내가 할 수 있는 일이 있다면 무엇일까요?
- 내 감정이 가장 최악이었을 때는 언제였나요? 그 감정이 들었을 때 내가 했던 일은 무엇인가요? 앞으로 그 감정이 들었을 때 내가 나에게 해줄 수 있는 일은 무엇일까요?
- 내가 가장 행복했을 때는 언제인가요? 나에게 그 감정이 들었던 일은 무엇인가요? 앞으로 얼마나 더 많은 시간을 그 일에 쓸 수 있나요?
- 나는 내가 좋아하는 일을 했나요?
- 나는 내가 해야 할 일을 시간에 맞춰서 했나요? 내가 어떤 일을 할 때 얼마의 시간이 필요한지 예측할 수 있나요?
- 나는 잠을 잘 자나요? 잠을 못 잔다면 이유는 무엇인가요? 앞으로 더 잘 잘 수 있도록 나를 재울 수 있나요?

질문에 답하면서 나를 건강하게 하고, 행복하게 할 방향을 잡아갈 수 있다면 좋겠네요. 그리고 또 하루를 즐겁게 나답게 살아갈 수 있기를 바라봅니다.

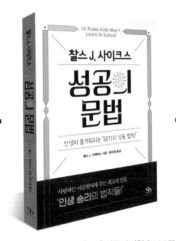

인생은 원래 불공평하다,남과 비교하지 마라!

젊은이들은 "불공평해!"라는 말을 입에 달고 산다. 모두 어른들에게서 배운 말이다. 하지만 당신이 똑같은 말을 하기 시작했다면, 인생이 불공평하다는 현실을 깨달았다는 소리다.
세상의 불공평함에 우리가 할 수 있는 일이란 없다. 대신 불공평한 일을 당할 때, 어떤 반응을 보일지가 우리의 몫이다. 어떻게 반응하느냐에 따라 우리가 어떤 사람이 되는지가 결정된다.

햄버거를 뒤집는 일은 부끄러운 직업이 아니다!

당신의 할아버지와 부모 세대는 이 일을 '기회'라고 불렀다. 그들은 최저임금을 받고 일하는 것이 전혀 부끄럽지 않았다. 그들이 부끄럽게 여긴 것은 주말 내내 퍼질러 앉아 쓸데없는 농지거리나 하는 것이었다.
일은 소중하다. 독립을 의미하기 때문이다. 독립하고 싶으면 일해야 한다. 몸이 더러워지거나 냄새를 풍기더라도 일해야 한다. 그런 일을 한다고 품위가 떨어지지 않는다. 게을러 독립하지 못하는 게 훨씬 품위 없는 일이다.

공부만 하는 범생이에게 잘 보여라!

공부만 하는 범생이보다 학교에서 인기가 많았다고 졸업 후의 인생까지 멋져지지 않는다. 어른의 삶은 완전히 다르다. 학창 시절에는 가장 가치 있게 보였던 특징들이, 오히려 부적절하고 무가치하며 열등한 것으로 판명될 수도 있다.
동시에 공부밖에 몰라 무시받던 범생이의 재능이 귀한 가치로 대접받는다. 그리고 무엇보다 대부분의 사람들이 그렇듯이, 죽을 때까지 그들 밑에서 일하게 될지도 모른다.

지금은 좋아 보이는 것들이, 나이가 들면 달라 보인다!

담배를 피운다고 멋있어 보이지 않는다. 멍청하게 보일 뿐이다. 다음에 놀러 나가서 11살짜리가 입에 담배를 물고 있나 둘러봐라. 어른들에게는 당신도 그런 어린애와 똑같이 보인다.
보라색 머리나 피어싱 같은 '자기 표현'도 마찬가지다. 쉰 살이 되면 문신은 흉측해 보인다. 지금은 좋아 보이는 것들도 나이가 들면 달라 보이는 법이다.

진짜 가혹한 사람은 학교에 있지 않고 회사에 있다!

만일 학교 선생님이 무서운 사람이라고 생각한다면, 직장 상사를 만나 진짜 무서운 맛을 볼 때까지 기다려라. 직상 상사들은 선생님처럼 자리가 보장되지 않는다. 그래서 언제 해고될지 몰라, 늘 초조하다.
당신이 곤경에 처했을 때, 직장 상사가 당신에게 선생님처럼 친절한 말로 위로해 주리라고는 기대하지 마라. 직장에서 잘릴지도 모른다는 압박에 시달리다 보면, 당신의 기분 따위에 신경쓸 여력이 전혀 없다.

당신의 성공을 진실로 응원하는 친구가 진짜 친구다!

다른 사람의 성공 때문에 우울해하는 것은 당신에게 아무런 유익이 되지 않는다. 내 시간만 망치고, 나만 고통스러울 뿐이다. 결국 스스로 점점 추해지고 자신을 패배자로 만든다.

게다가 다른 사람의 성공으로 씁쓸해지는 게 습관이 될 가능성이 높다. 인생을 살면서 자신보다 더 큰 성공을 거둔 사람들을 수없이 만나기 때문이다. 친구를 고를 때, 이 원칙을 기억해라. 당신의 성공을 질투하는 친구가 있다면 명심하라. 그는 진짜 친구가 아니다.

인생은 학기로 쪼개져 있지 않고 방학도 없다!

매일 회사에 출근해. 8시간 이상 일해야 한다. 학기마다 새로운 삶이 시작되지 않는다. 방학도 없다. 삶은 계속될 뿐이다. 내 말을 듣고 나를 격려해 주는 직장은 없다. 자아 실현은 꿈도 못 꿀 일이다.

맡은 일이 재미있을 수도 재미없을 수도 있다. 하지만 회사는 당신이 그 일을 즐기는지 여부에 관심 없다. 그래서 일이라고 부르는 것이다. 좀 더 흥미로운 일을 찾고 싶으면 스스로를 업그레이드시켜야 한다.

당신이 태어나기 전에는 부모님의 인생도 괜찮았다!

부모님의 인생이 재미없게 된 건 당신의 재미있는 인생을 뒷바라지해야 했기 때문이다. 당신을 위해 돈을 벌고, 차로 데려다주고, 교육비를 위해 저축하고, 방청소를 해주고, 당신이 얼마나 이상적인지 떠드는 걸 듣다 보니 지금처럼 따분해진 것이다.

부모님은 일하고, 저축하고, 투자하고, 가족을 부양하며, 가장 생산적인 세월을 당신에게 쓰셨다. 그리고 지금도 당신에게 잔소리를 해대는 데, 그 귀한 시간을 쓰고 계신다. 언젠가 이런 부모님을 이해하고 감사해하는 날이 올 것이다.

누구의 잘못도 아니다, 일을 망쳤으면 스스로 책임져라!

인생의 패배자로 살고 싶지 않다면, 자기가 잘못하거나 틀린 선택으로 인해 발생한 결과에 대해 남 탓으로 돌리고 싶은 유혹을 참아라. 당신이 곤경에 처한다면 그건 당신 잘못이다. 당신 때문에 일이 망친 것이다.

자기의 인생을 놓고 부모님에게 징징대다가는 영원히 어린애 취급을 받을 것이다. 물론 부모님이 지금 당신의 모습에 영향을 끼쳤지만, 어른이 된 후에는 부모님이 아니라 당신이 선택한 것이다. 이 말을 이해하지 못한다면 아직 어른이 아니라는 소리다.

텔레비전 속 삶은 진짜가 아니다!

당신의 인생은 모든 문제가 30분 안에 다 풀리는 시트콤이 아니다. 시트콤에서는 항상 일은 잘 풀리고, 분쟁은 해결된다. 하지만 현실 세계에서는 귀찮고 하기 싫어도 꼭 해야 하는 일이 늘 존재한다.

삶을 가치 있게 만드는 것은 결국 자그마하고 성가신 일들, 문제들, 다툼, 걱정이다. 삶은 흥미진진하지도 않고 일상이 반복될 뿐이다. 청구서를 지불하고, 골치 아픈 일로 두통에 시달리고, 아이들이 5분만이라도 싸움을 멈추길 소원하는 게 인생이다.